上海市畜禽遗传资源图谱

Photograph Album of Livestock and Poultry Genetic Resources in Shanghai

章伟建 —— 主编

上海科学技术出版社

图书在版编目（CIP）数据

上海市畜禽遗传资源图谱 / 章伟建主编 . -- 上海 : 上海科学技术出版社 , 2024. 10.
ISBN 978-7-5478-6865-2

Ⅰ .S813.9-64

中国国家版本馆 CIP 数据核字第 20240M0N75 号

上海市畜禽遗传资源图谱
章伟建 主编

上海世纪出版（集团）有限公司
上 海 科 学 技 术 出 版 社 出版、发行
（上海市闵行区号景路 159 弄 A 座 9F — 10F）
邮政编码 201101 www.sstp.cn

字数：80 千字
2024 年 10 月第 1 版 2024 年 10 月第 1 次印刷
ISBN 978-7-5478-6865-2/S · 287
定价：70.00 元

《上海市畜禽遗传资源图谱》编委会

主　任　陆峥嵘　王国忠

副主任　李　荧　张建庭　黄士新　沈富林

委　员　李建刚　丁志远　章伟建　谈永松　陈昕来　王树人　朱　卫　薛循革　周　伟　翟　欣　杨　文　涂继美　徐新波　周跃东　俞　虹

《上海市畜禽遗传资源图谱》编写组

主　编　章伟建

副主编　陆雪林　张文刚　祁　兵　周　瑾

编写人员　章伟建　沈富林　陆雪林　张文刚　祁　兵　周　瑾　刘　炜　邢　磊　齐丽娜　吴昊旻　李先玉　薛　云　刘　珂　顾　欣　谈永松　张似青　袁耀明　张德福　张　江　杨长锁　孟　和　姚俊峰　王国明　谢丽玲　秦　杰　成建忠　罗　峰　朱　勇　凡中坤　朱保国　胡　杰　陈彦森　孟宪辉　沈　强　吴文辉　卫龙兴　王军亮　朱永军　杨凯旋　袁红艳　徐志刚　金伟丰　石秋平　苏衍菁　张瑞华　祖智富　叶承荣　郑国卫　张　浩　马永明　傅纪明　李步社　张和军　卫金良　唐赛涌　甘叶青　方永飞　杨建国　卢春光　刘宇慧　宋　欣　陆勤连　孙伟强　李　闽　虞志岐　孙　清　王曲直　庄明省　高全新

摄　影　董长军　夏建明

前言

畜禽种业是畜牧业发展的芯片，而畜禽遗传资源则是畜禽种业振兴的根基，是生物多样性和农业种质资源的重要组成部分，也是培育畜禽新品种不可或缺的原始素材，对促进畜牧业可持续发展和满足人类食物多元化需求，具有重大的战略意义。

为动态掌握本市畜禽遗传资源状况，上海市农业农村委员会按照第三次全国畜禽遗传资源普查工作办公室的工作要求，自 2021 年启动了第三次畜禽遗传资源普查工作。截至 2023 年底，普查工作如期全面完成。3 年时间，我们基本摸清了本市畜禽遗传资源的群体数量及分布、特征特性和生产性能等情况，对上海水牛这一濒危资源开展了抢救性保护，实现了应查尽查，应收尽收，应保尽保。

目前，上海市饲养的主要畜禽地方品种有梅山猪、浦东白猪、沙乌头猪、枫泾猪、上海水牛、湖羊、长江三角洲白山羊（崇明白山羊）和浦东鸡，以及从国内引入的湘东黑山羊和石岐鸽；培育品种主要有上海白猪、香雪白猪、中国荷斯坦牛、新浦东鸡、新杨褐壳蛋鸡、新杨白壳蛋鸡、新杨绿壳蛋鸡、新杨黑羽蛋鸡和申鸿七彩雉及双阳梅花鹿、云上黑山羊；引入品种主要有大白猪、长白猪、杜洛克猪、荷斯坦牛、娟姗牛、南德文牛、欧洲肉鸽、卡奴鸽、新西兰白兔、日本大耳白兔、努比亚黑山羊和美国七彩山鸡。蜂主要饲养的品种有华南中蜂、意大利蜂和熊蜂。

《上海市畜禽遗传资源图谱》作为《上海市畜禽遗传资源志》的姐妹篇，它以彩图为主，分别对每个品种资源的公、母个体和群体进行了专业拍摄，并对每个品种进行了简要的文字说明，便于读者快速了解本市畜禽遗传资源的产地、分布、体形外貌和品种特点等基本情况。

本图谱的编写、拍摄和出版得到了上海市农业农村委员会种业管理处的指导和大力支持。上海市畜牧技术推广中心受上海市农业农村委员会种业管理处的委托，主要负责本图谱的编写、拍摄和出版的具体事务，编写和校对文字内容，协调拍摄现场等。在本图谱的编写和照片拍摄过程中，上海市农业科学院畜牧兽医研究所、上海交通大学、上海农林职业技术学院、各区农业农村委员会、光明食品（集团）有限公司、各区动物疫病预防控制中心（畜牧技术推广机构）以及每个畜禽遗传资源的保种和养殖单位都给予了极大的支持和配合，上海稻橙文化传播有限公司参与了畜禽品种的拍摄，在此表示诚挚的谢意。

由于编者水平有限，不足和错误之处在所难免，敬请读者不吝指正和赐教。

《上海市畜禽遗传资源图谱》编写组

2024 年 9 月

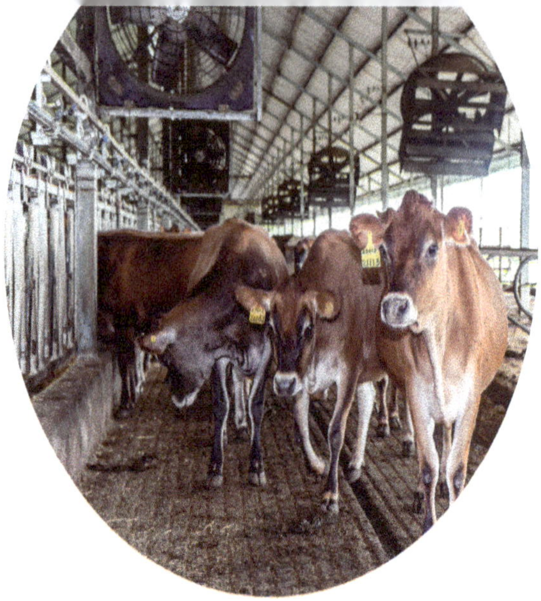

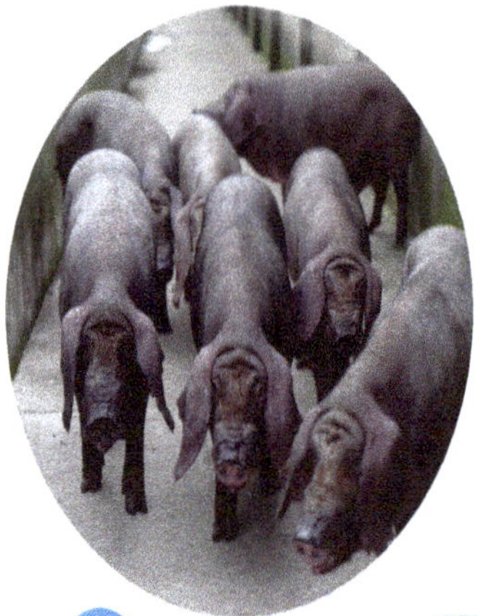

目录

猪 ▸ 08

梅山猪 ---- 10

浦东白猪 ---- 12

沙乌头猪 ---- 14

枫泾猪 ---- 16

上海白猪 ---- 18

香雪白猪 ---- 20

大白猪 ---- 22

长白猪 ---- 24

杜洛克猪 ---- 26

牛 ▸ 28

上海水牛 ---- 30

中国荷斯坦牛 ---- 32

荷斯坦牛 ---- 32

娟姗牛 ---- 34

南德文牛 ---- 36

羊 ▸ 38

湖羊 ---- 40

长江三角洲白山羊 ---- 42

湘东黑山羊 ---- 44

云上黑山羊 ---- 46

努比亚黑山羊 ---- 48

兔 ▸ 50

新西兰白兔 ---- 52

日本大耳白兔 ---- 54

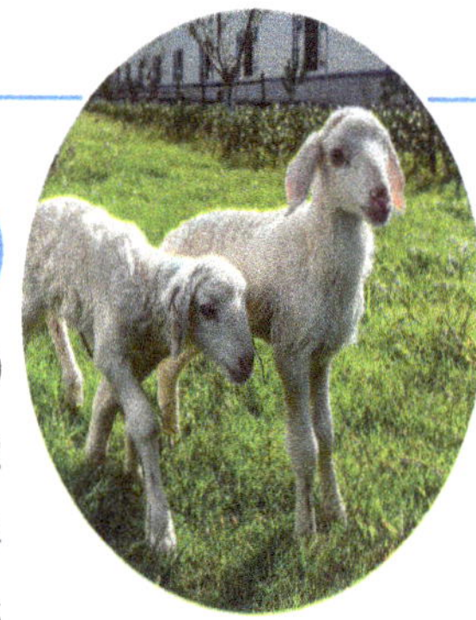

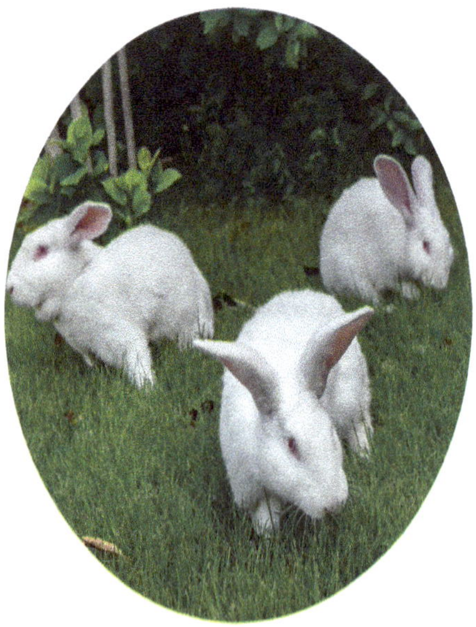

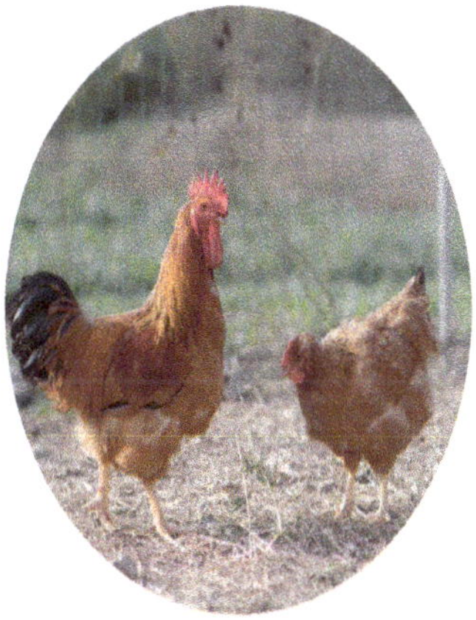

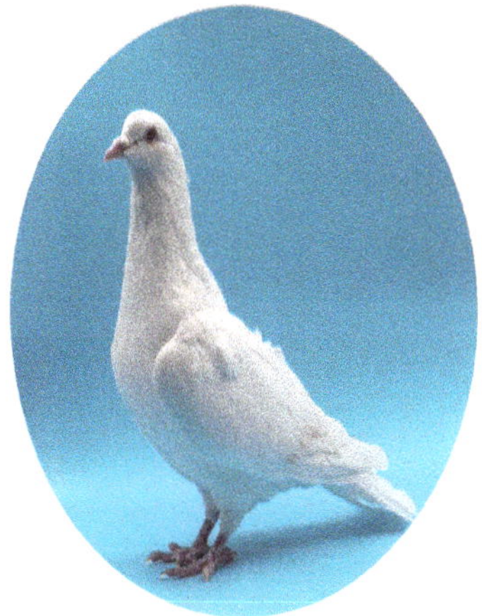

鸡 56

浦东鸡 58

新浦东鸡 60

新杨褐壳蛋鸡 62

新杨白壳蛋鸡 64

新杨绿壳蛋鸡 66

新杨黑羽蛋鸡 67

鸽 68

石岐鸽 70

卡奴鸽 72

欧洲肉鸽 74

CONTENTS

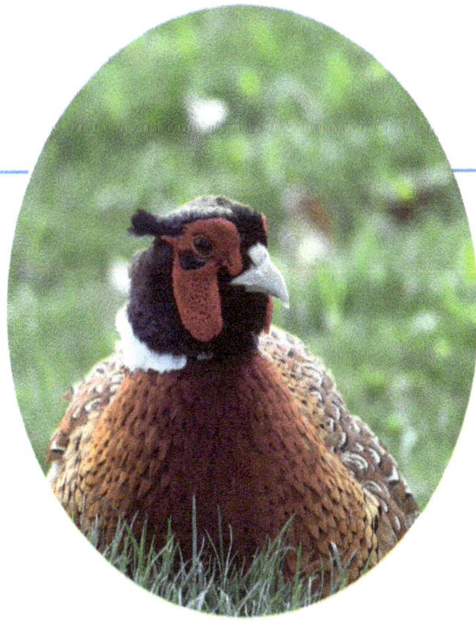

雉鸡 76

申鸿七彩雉 78

美国七彩山鸡 80

梅花鹿 82

双阳梅花鹿 84

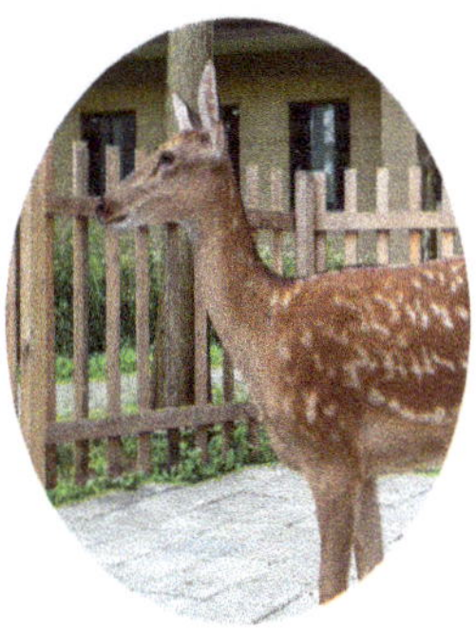

蜂 86

华南中蜂 88

意大利蜂 90

熊蜂 92

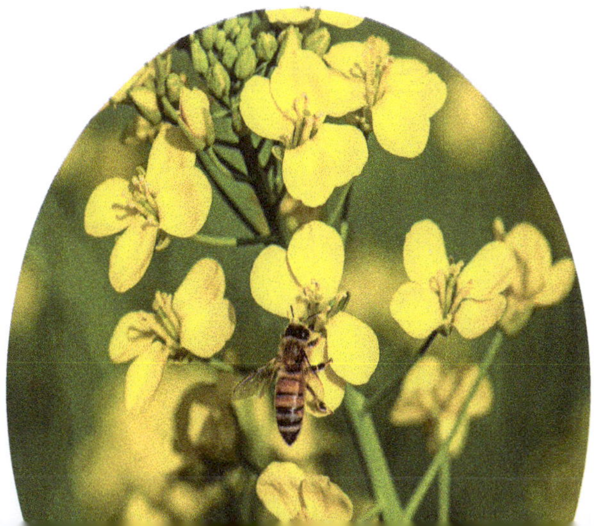

上海市畜禽遗传资源

图谱

猪

猪属哺乳纲，偶蹄目，非反刍亚目，猪科，猪亚科，猪属。

上海地区主要饲养的品种：四大地方品种，即梅山猪、浦东白猪、沙乌头猪、枫泾猪，具有早熟、繁殖率高、肉质鲜美、耐粗饲等特点；培育品种上海白猪、香雪白猪；引入品种大白猪、长白猪、杜洛克猪等。

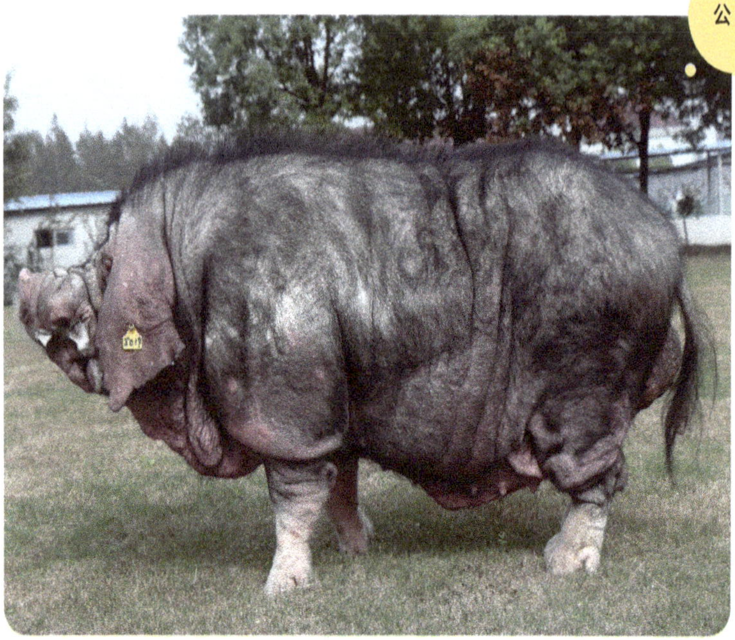

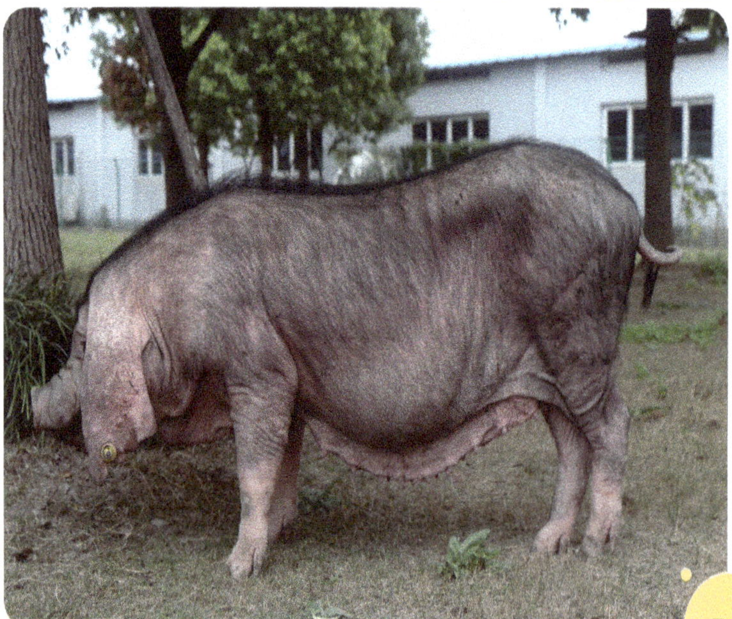

地方品种

梅山猪 / Meishan pig

梅山猪属地方品种，为肉脂型猪。

梅山猪原产于长江下游太湖流域的浏河两岸，主要分布在上海市嘉定区与江苏省昆山市、太仓市等地区。

梅山猪头小，四肢蹄部至膝关节10~20cm处为白色，俗称“四白脚”。嘴吻多有玉鼻，且嘴筒短而宽。肤色为紫红色，被毛黑色，头大额宽，额部褶皱多、深。耳特大，软而下垂，耳尖齐或超过嘴角，形似大蒲扇。皮较厚而粗，体质结实而匀称。乳房发达，乳头粗，乳头8对以上。后肢肢势外展，前肢正常。

梅山猪成年公猪平均体重为164kg，成年母猪平均体重为131kg。

梅山猪具有繁殖性能好、杂交优势强和肉质鲜美独特等特点。

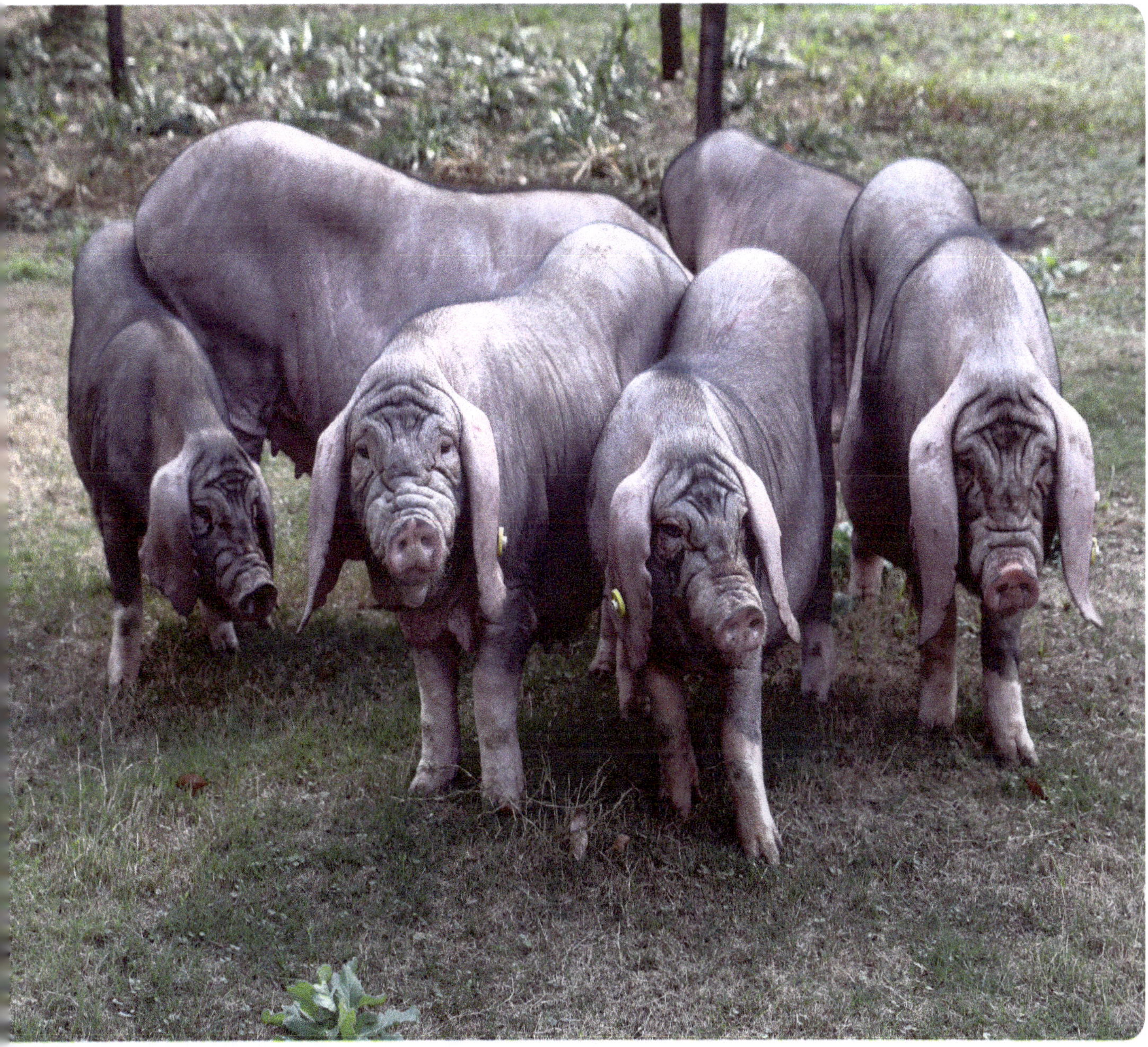

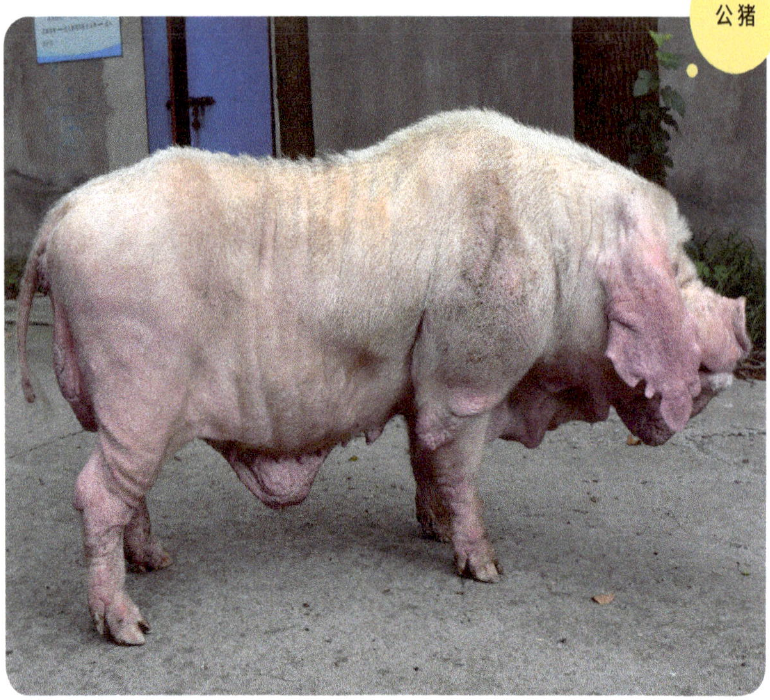

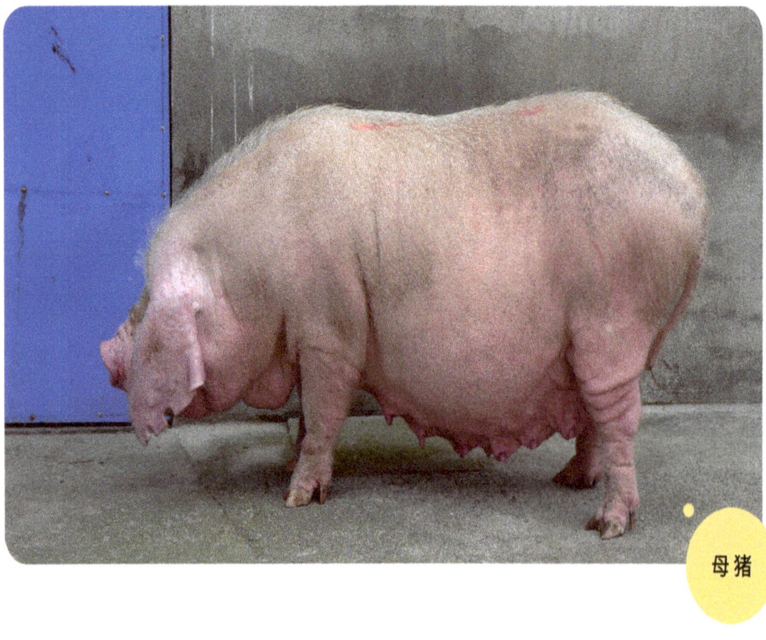

地方品种

浦东白猪 / Pudong White pig

浦东白猪属地方品种，为肉脂型猪。

浦东白猪原产于上海市浦东新区的川沙镇、祝桥镇和六灶镇等地。主要分布在上海市浦东新区新场镇浦东白猪保种场内。

浦东白猪，头中等长，嘴筒中等，额宽，耳呈三角，耳大下垂，体形中等，身躯长，躯干较平直，腹大略下垂，四肢粗壮，较高，后肢略外弯，少有卧系。乳头形似枣子，平均8对。

浦东白猪成年公猪平均体重为172kg，成年母猪平均体重为160kg。

浦东白猪具有毛色全白、繁殖性能好、耐粗饲、适应性强、肉质风味较佳等优良特性。

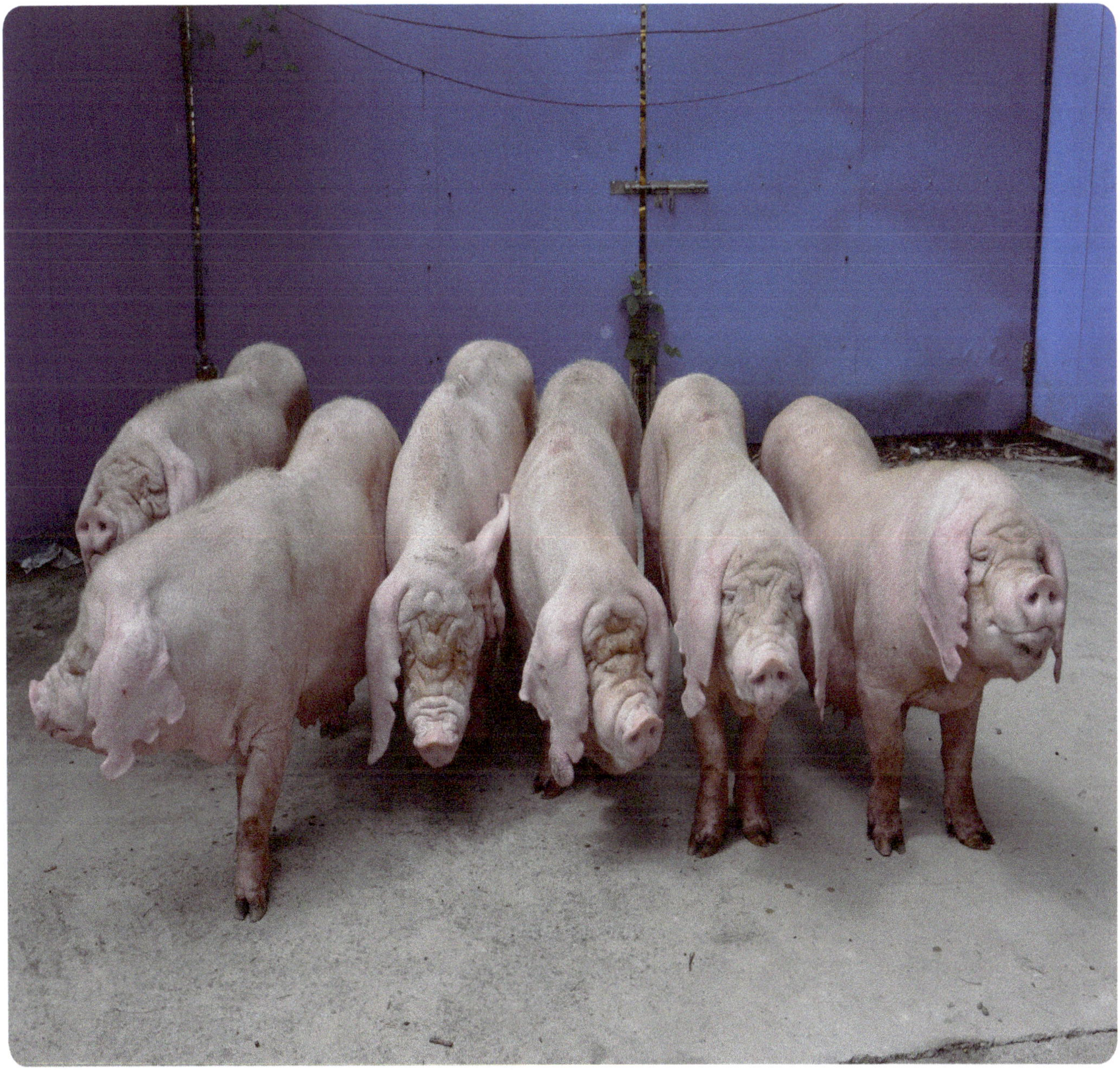

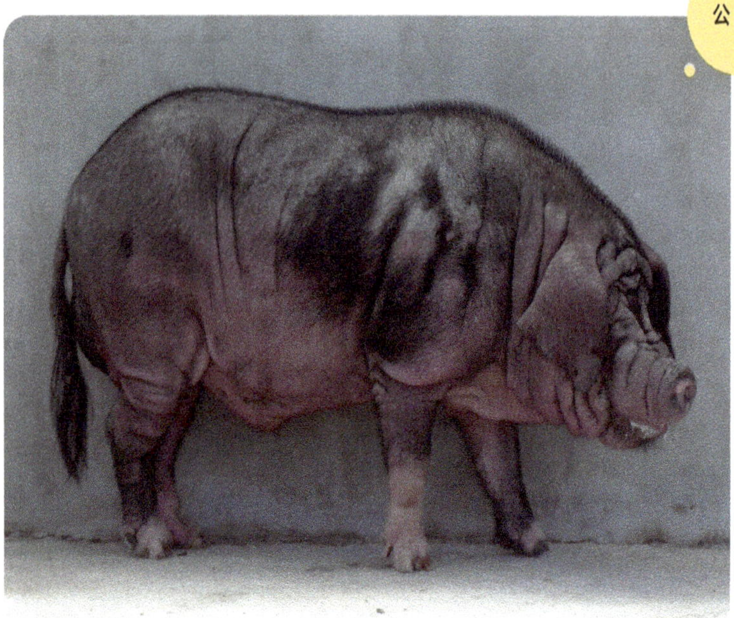

公猪

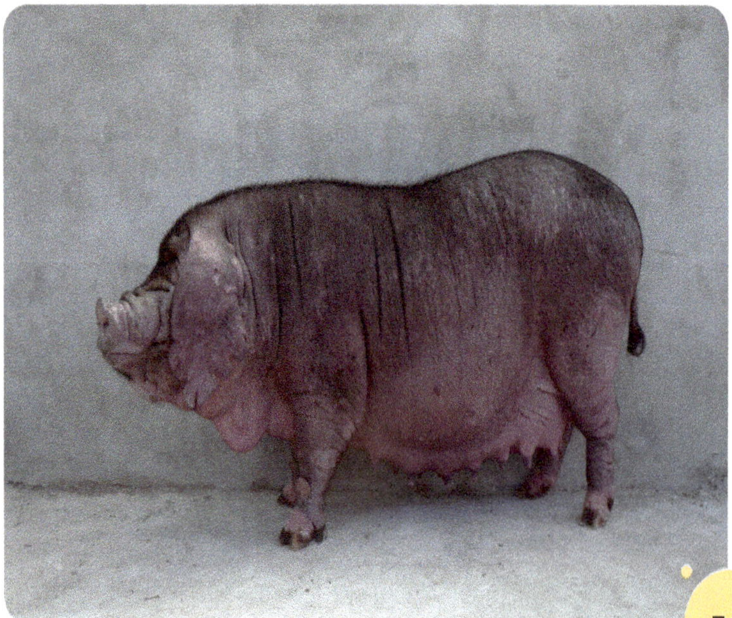

母猪

地方品种

沙乌头猪 / Shawutou pig

沙乌头猪属地方品种，为肉脂型猪。

沙乌头猪原产地主要在上海市崇明区及江苏省启东市。沙乌头猪中心产区位于上海市崇明区东平镇，主要分布于上海市崇明区，江苏省启东市、海门市等地也有少量分布。

沙乌头猪被毛黑色、偏淡、较稀，鬃毛乌黑色，鼻端、系部和尾梢有白毛。皮肤黑色、黑灰色或紫红色，少量有白肚，具有“四白脚”特征。体型中等、紧凑。头部中等大，面长短适中，额部皱纹较浅。耳大、眼大，眼眶附近有浅色眼圈。有效乳头数为8对以上。

沙乌头猪成年公猪平均体重为156kg，成年母猪平均体重为150kg。

沙乌头猪具有性成熟早、适应性好、耐粗饲、肉质好等特点。

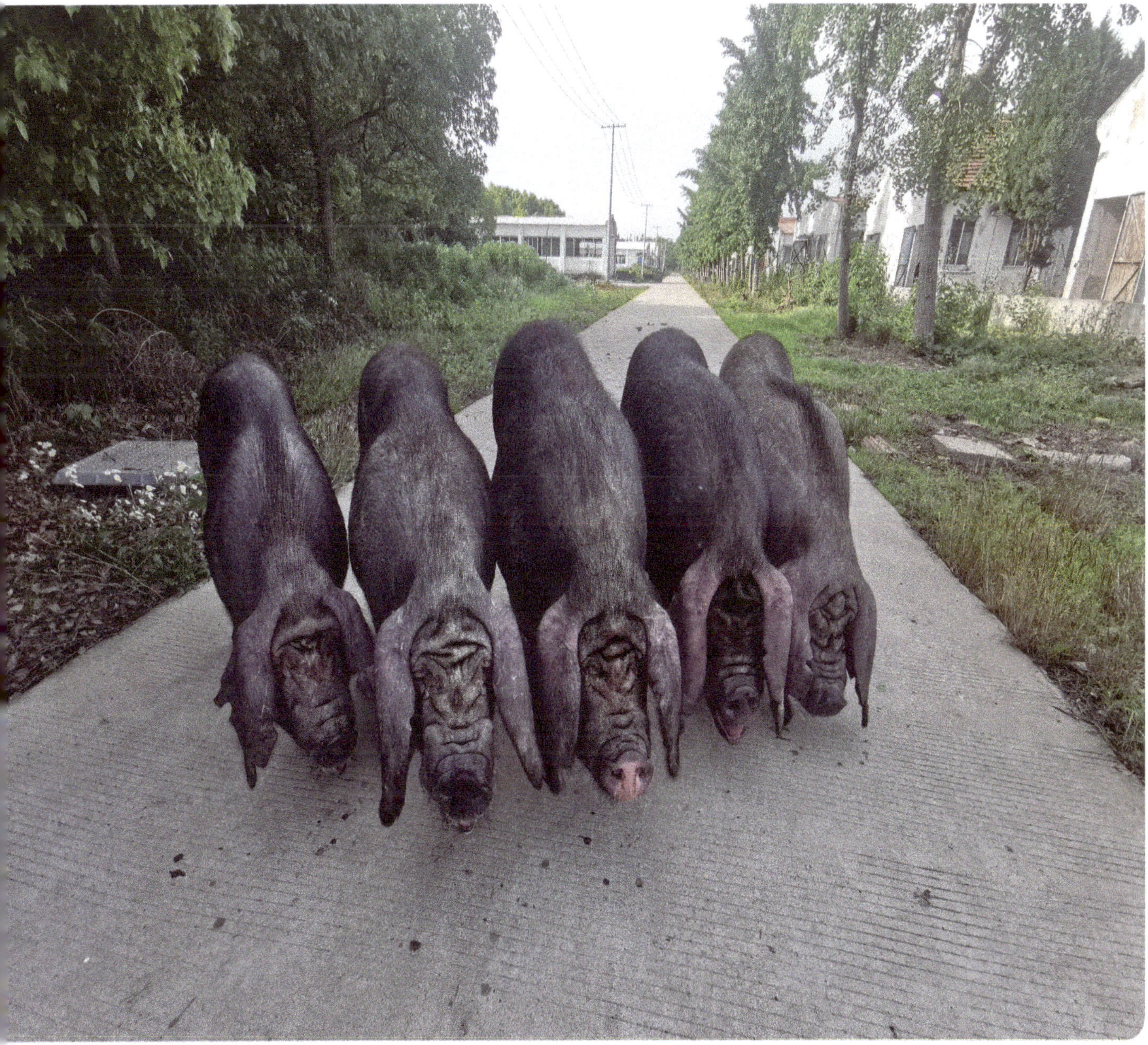

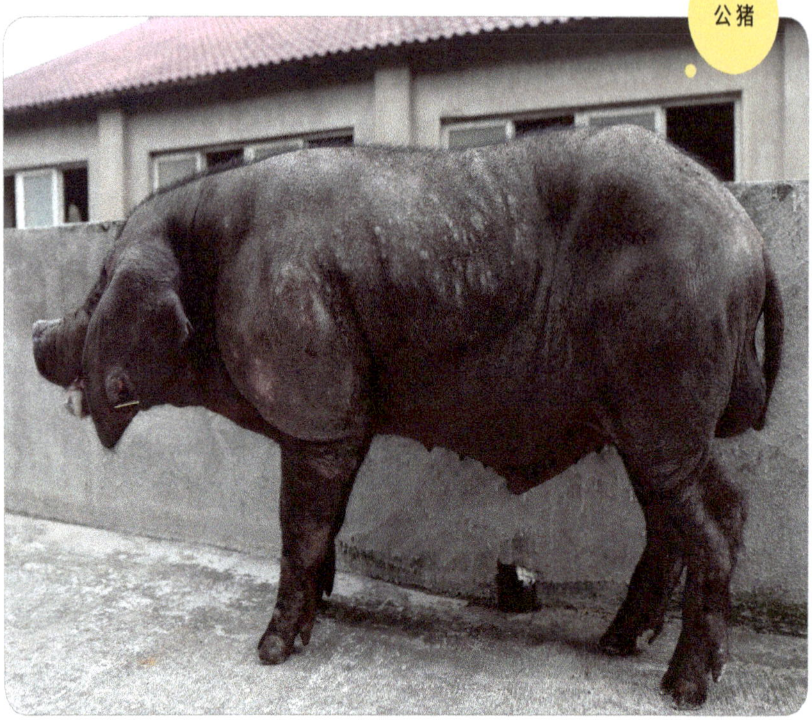

地方品种

枫泾猪 / Fengjing pig

枫泾猪属地方品种，为肉脂型猪。

枫泾猪原产于上海市金山区、松江区和毗邻的浙江省嘉善县等地，主要分布在上海市金山区的张堰镇和亭林镇。

枫泾猪成年猪肤色为背部黑灰、腹部紫红色，毛色为黑色，毛稀，头大额宽，嘴筒长直，额部皱褶深多，耳朵大、下垂，耳尖超过嘴筒。躯干背平直或微凹，尾根偏低，乳头8~9对。四肢粗壮，后肢直立，前肢外展，没有卧系，体型偏小，体质良好，骨骼粗壮结实，肌肉发育适中，结构匀称。

枫泾猪成年公猪平均体重为169kg，成年母猪平均体重为137kg。

枫泾猪具有繁殖性能好、耐粗饲、抗病力强、肉质好等特点。

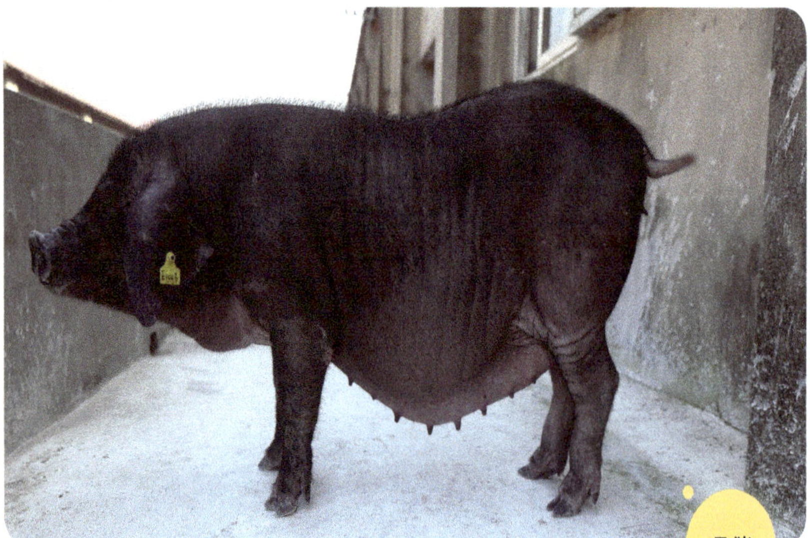

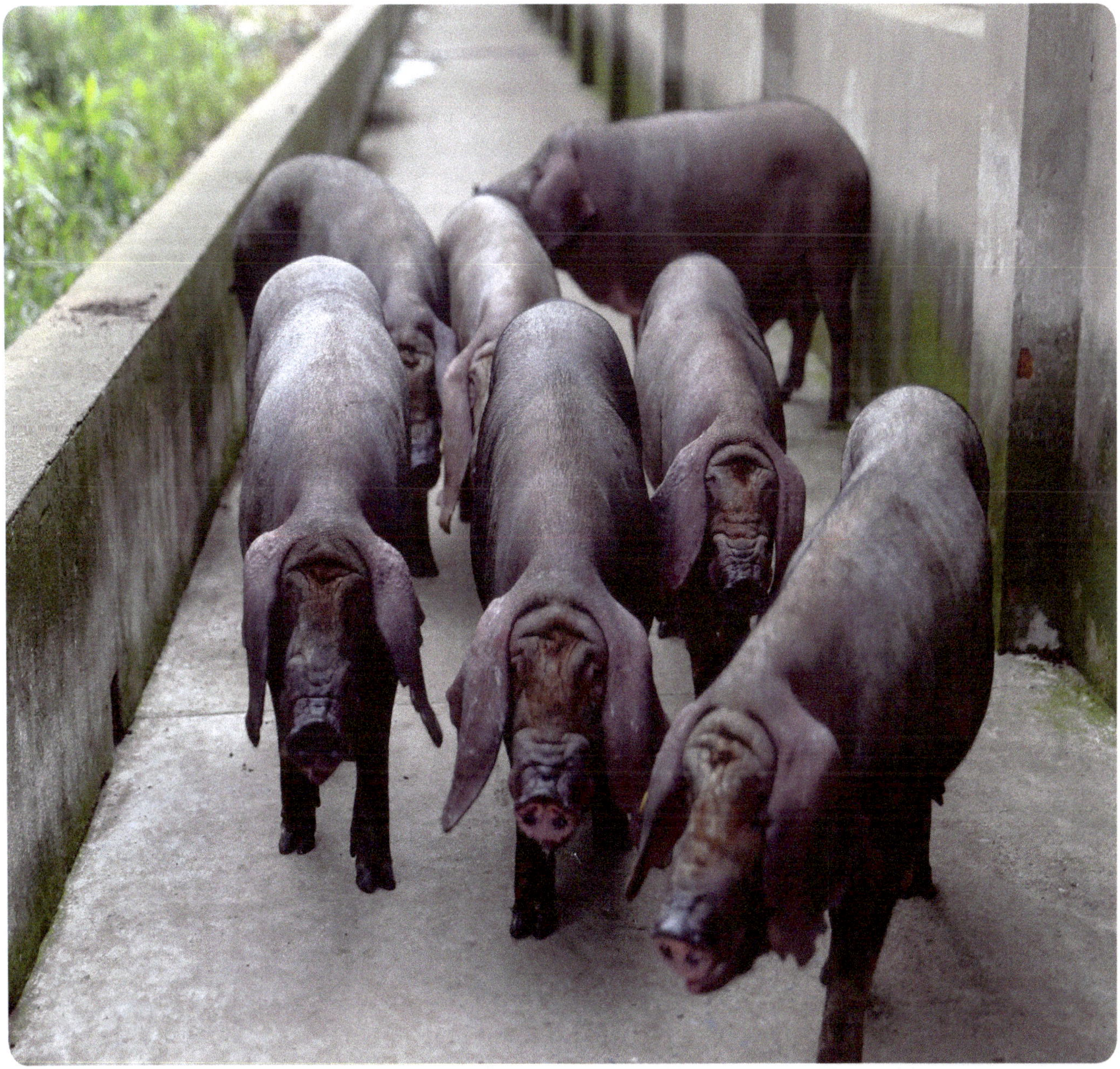

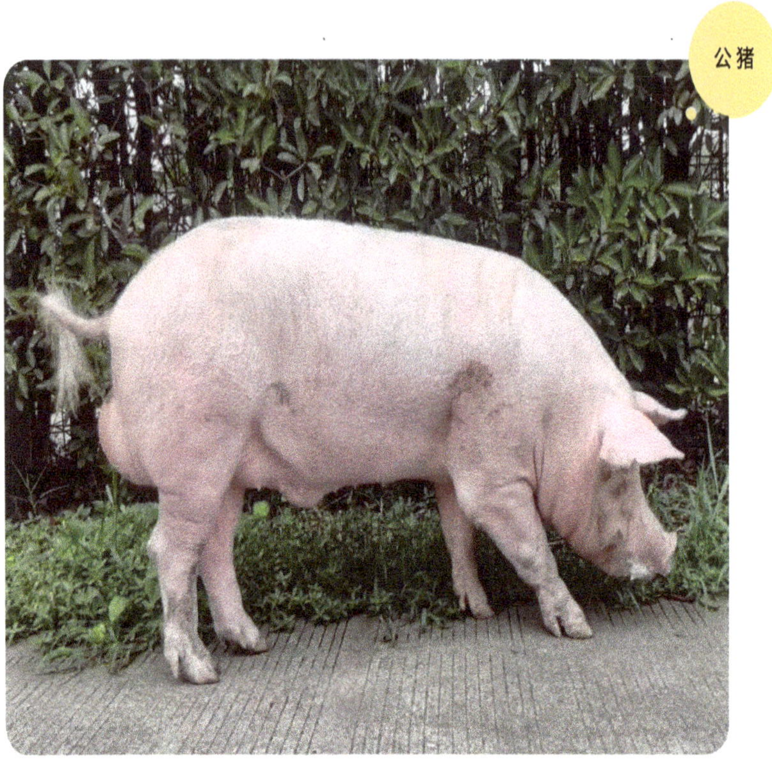

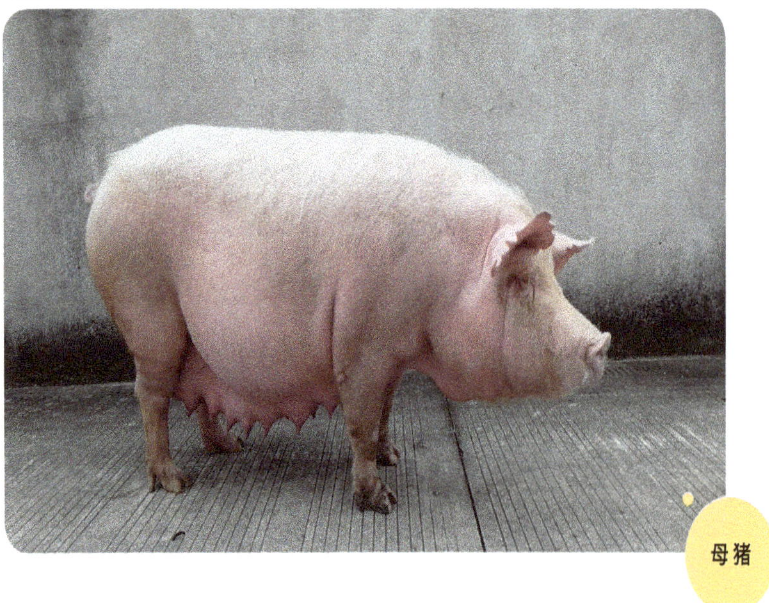

培育品种

上海白猪 / Shanghai White pig

上海白猪属培育品种，由上海市农业科学院畜牧兽医研究所主持培育，1978年通过了上海市科委的鉴定，成为我国第一批自主培育的猪新品种。

上海白猪原产地主要集中在上海县（今闵行区）的虹桥、宝山县（今宝山区）的彭浦和嘉定县（今嘉定区）的长征等地，现分布在奉贤区上海市农业科学院畜牧试验场（猪场）。

上海白猪体型中等，体质结实，全身被毛白色。头中等大，头面平或微凹，两耳中等大、略向前倾，嘴筒中等长。体躯较长，背平直。有效乳头数多为7对。

上海白猪成年公猪平均体重为263.2kg，成年母猪平均体重为189.3kg。

上海白猪具有产仔数较高、瘦肉率适中、适应性强、易饲养等特点。

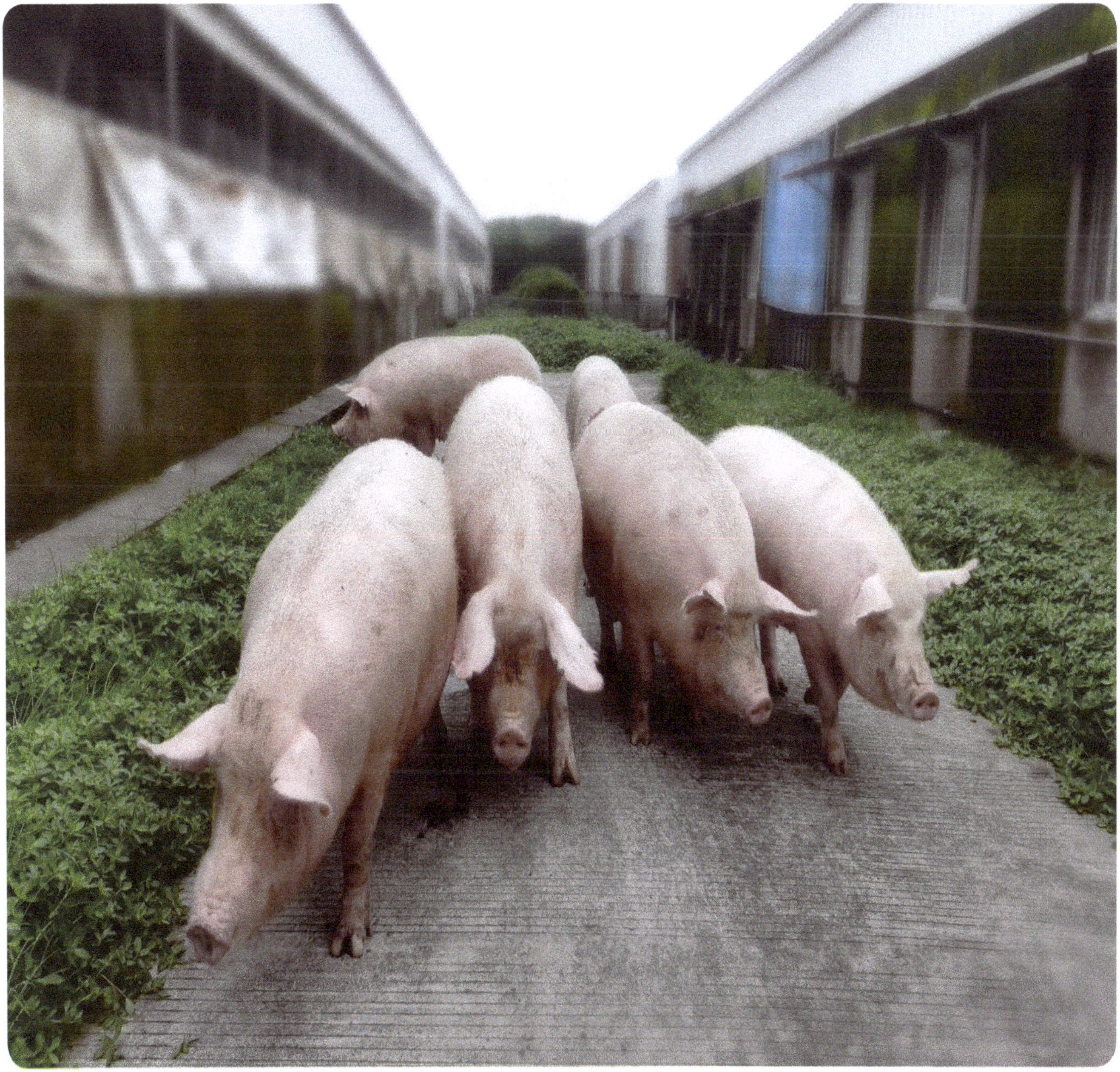

培育品种

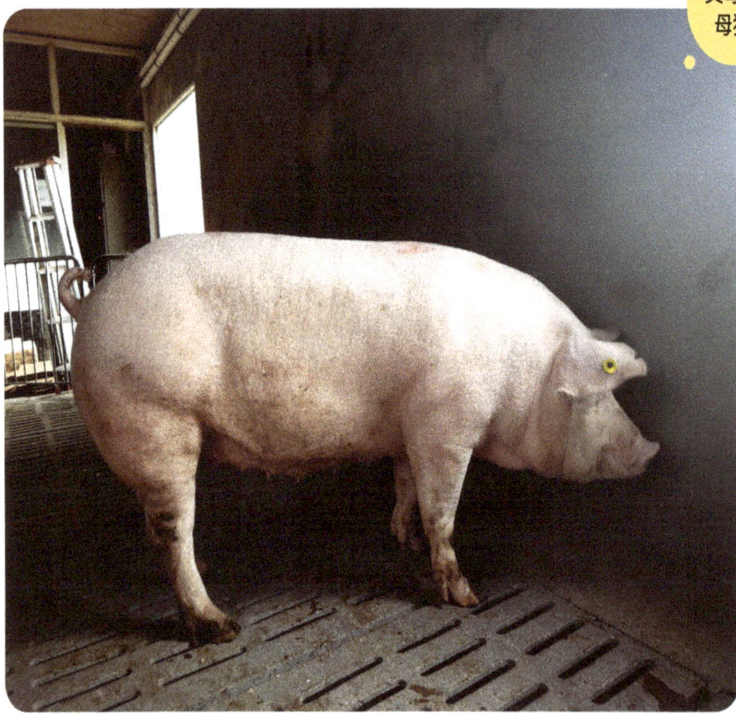

香雪白猪 / Xiangxue White pig

香雪白猪配套系属培育品种，是由上海交通大学联合上海浦汇良种繁育科技有限公司、上海祥欣畜禽有限公司、浙江青莲食品有限公司培育而成的优质猪配套系。2022年12月通过国家畜禽遗传资源委员会审定，品种证书编号为农01新品种证字第34号。中心产区位于上海市浦东新区，浙江省嘉兴市也有分布。

香雪白猪商品代全身被毛白色；头轻嘴直，耳中等大小；腹背平直，体躯结合良好，腿臀发达。

香雪白猪配套系既有地方猪种肉质优异、抗病力强的突出特点，又有引进猪种生产效率高的显著优点，其繁殖性能好，环境适应力强，适于规模化、集约化饲养。

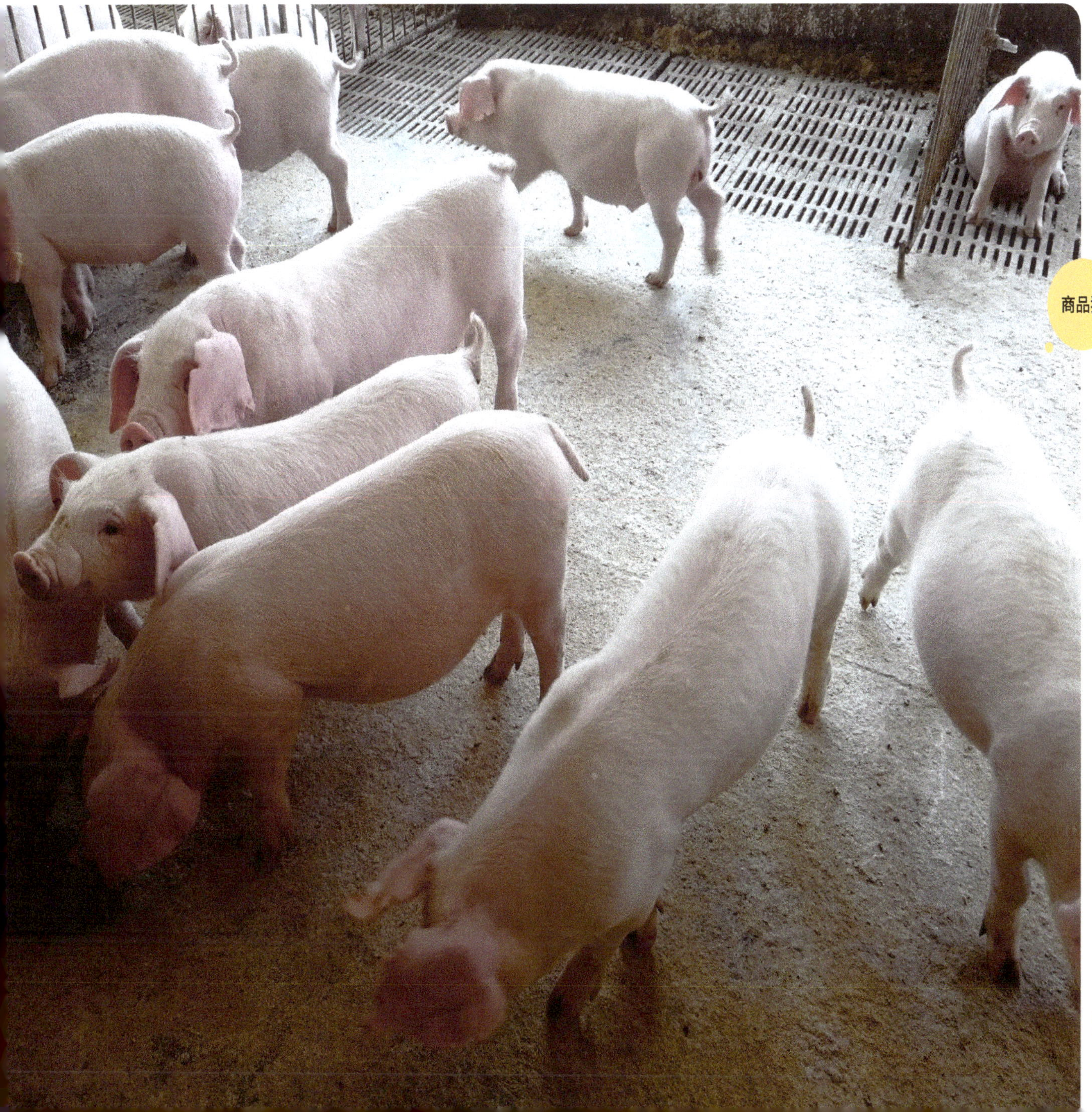

公猪

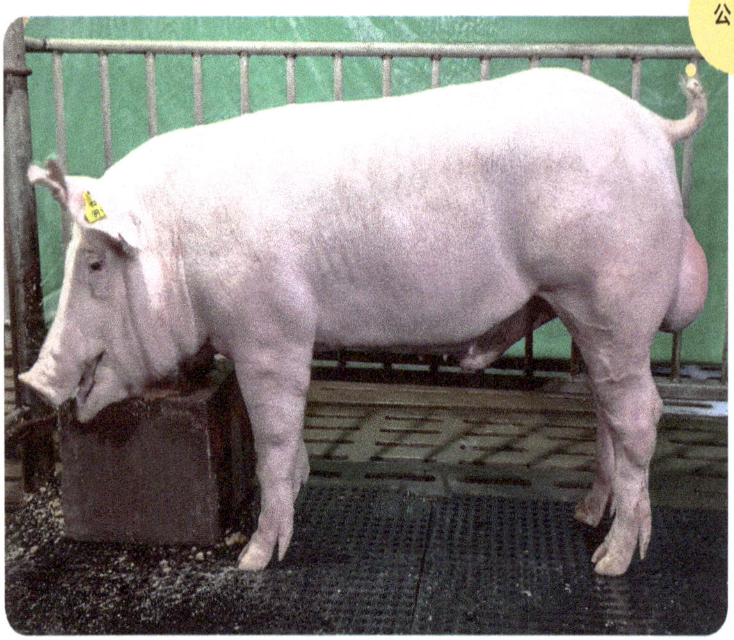

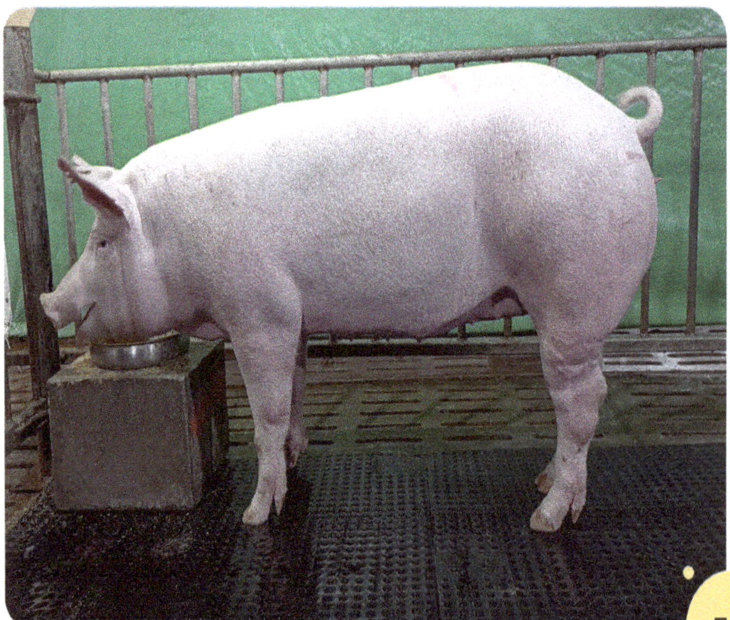

母猪

引入品种

大白猪 / Large White pig

大白猪，也称大约克夏猪，属引入品种，为瘦肉型猪。

大白猪原产于英国的约克郡及英格兰北部的邻近地区，上海市主要分布在浦东新区、崇明区和松江区等。

大白猪全身被毛白色，耳直立，四肢较高且结实强壮；体形匀称，背腰和腹部平直，臀部丰满。母猪平均乳头数为7对，有效乳头数为12个，乳头大小中等，排列整齐。大白猪整体具有良好的肉用型体态。

大白猪成年公猪平均体重为323kg，成年母猪平均体重为270kg。

大白猪具有产仔数多、泌乳性能好、生长快、饲料报酬高、瘦肉率高、眼肌面积大等特点。

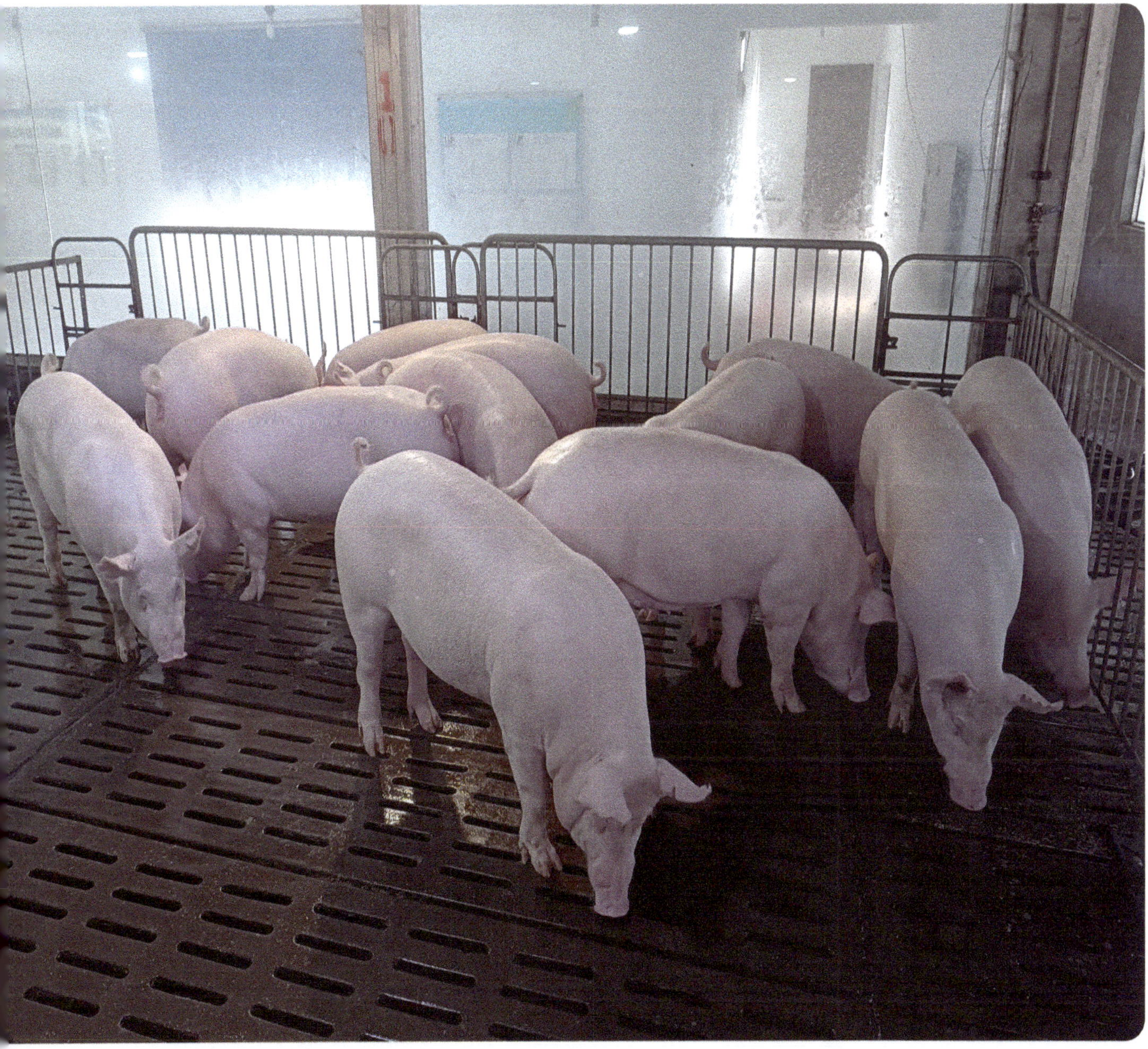

公猪

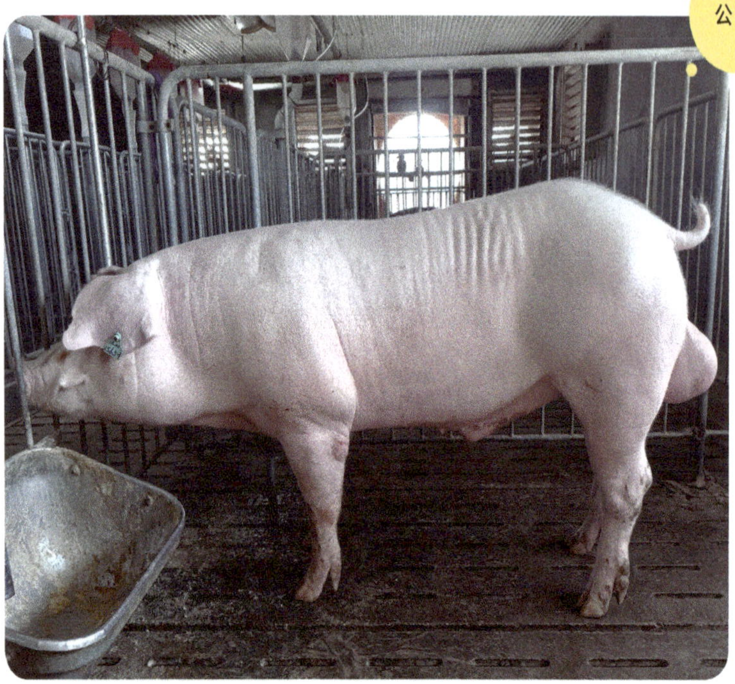

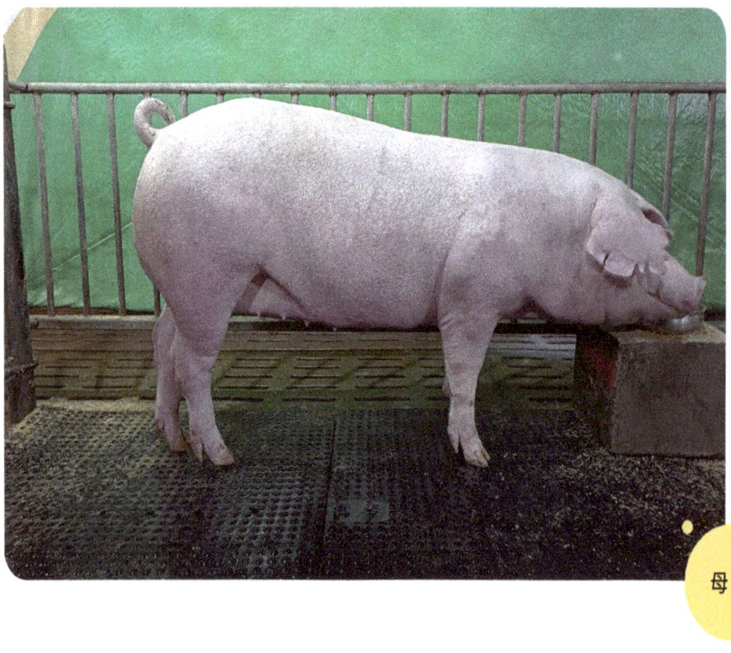

母猪

引入品种

长白猪 / Landrace pig

长白猪，也称兰德瑞斯猪，属引入品种，为瘦肉型猪。

长白猪原产于丹麦，上海市主要分布在浦东新区、崇明区等。

长白猪全身被毛白色，体躯呈楔形，前轻后重，头小鼻梁长，两耳大多向前平伸，胸宽深适度，背腰特长，背线微呈弓形，腹线平直，后躯丰满，母猪平均乳头数为7对，有效乳头数为12个。

长白猪成年公猪平均体重为316kg，成年母猪平均体重为249kg。

长白猪具有产仔数多、泌乳性能好、生长快、饲料利用率高、瘦肉率高、眼肌面积大等特点。

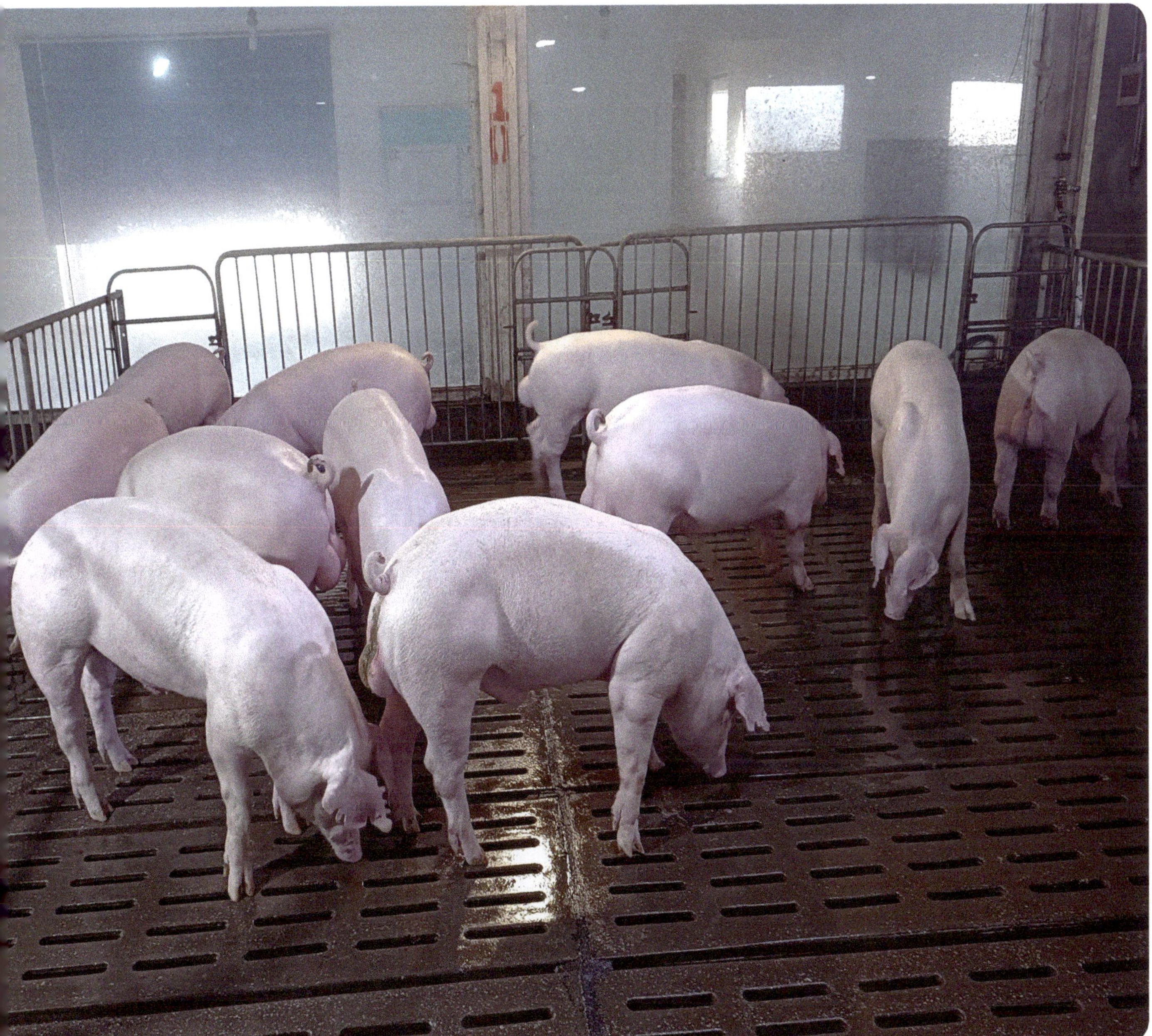

引入品种

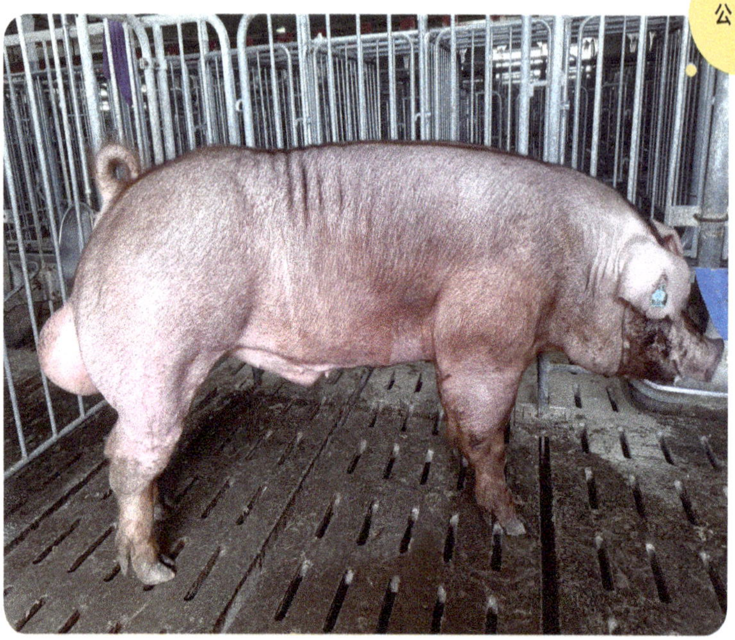

公猪

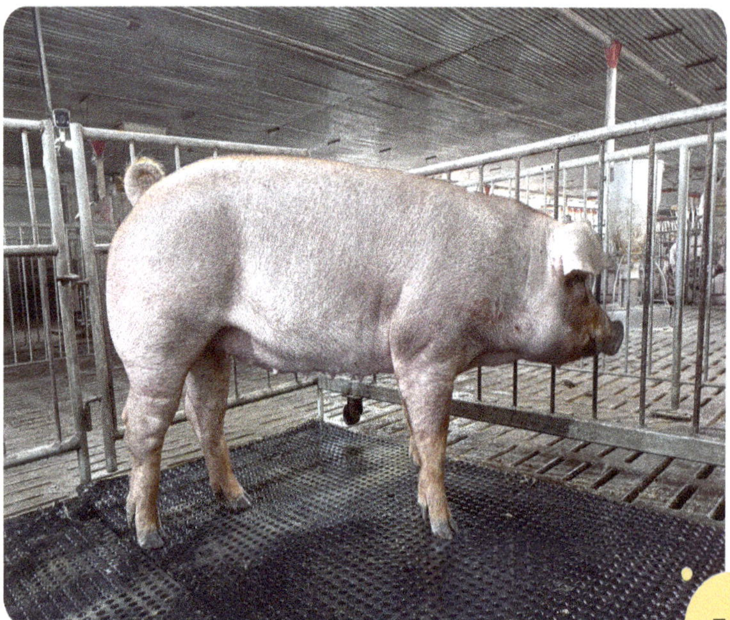

母猪

杜洛克猪 / Duroc pig

杜洛克猪属引入品种，为瘦肉型猪。

杜洛克猪原产于美国的东北部，广泛分布于世界各地，上海市主要分布在浦东新区、崇明区等。

杜洛克猪全身被毛以棕色为主，整体结构匀称紧凑，体躯深广，四肢强健粗壮，肌肉发达；头中等大小，面部稍凹，嘴筒短直，耳中等大小，前倾，耳尖稍弯曲；胸部宽深，背腰略呈拱形，腹部平直，一般有6对乳头。

杜洛克猪成年公猪平均体重为319kg，成年母猪平均体重为269kg。

杜洛克猪具有生长速度快、瘦肉率高、胴体品质好、饲料报酬高等优点。

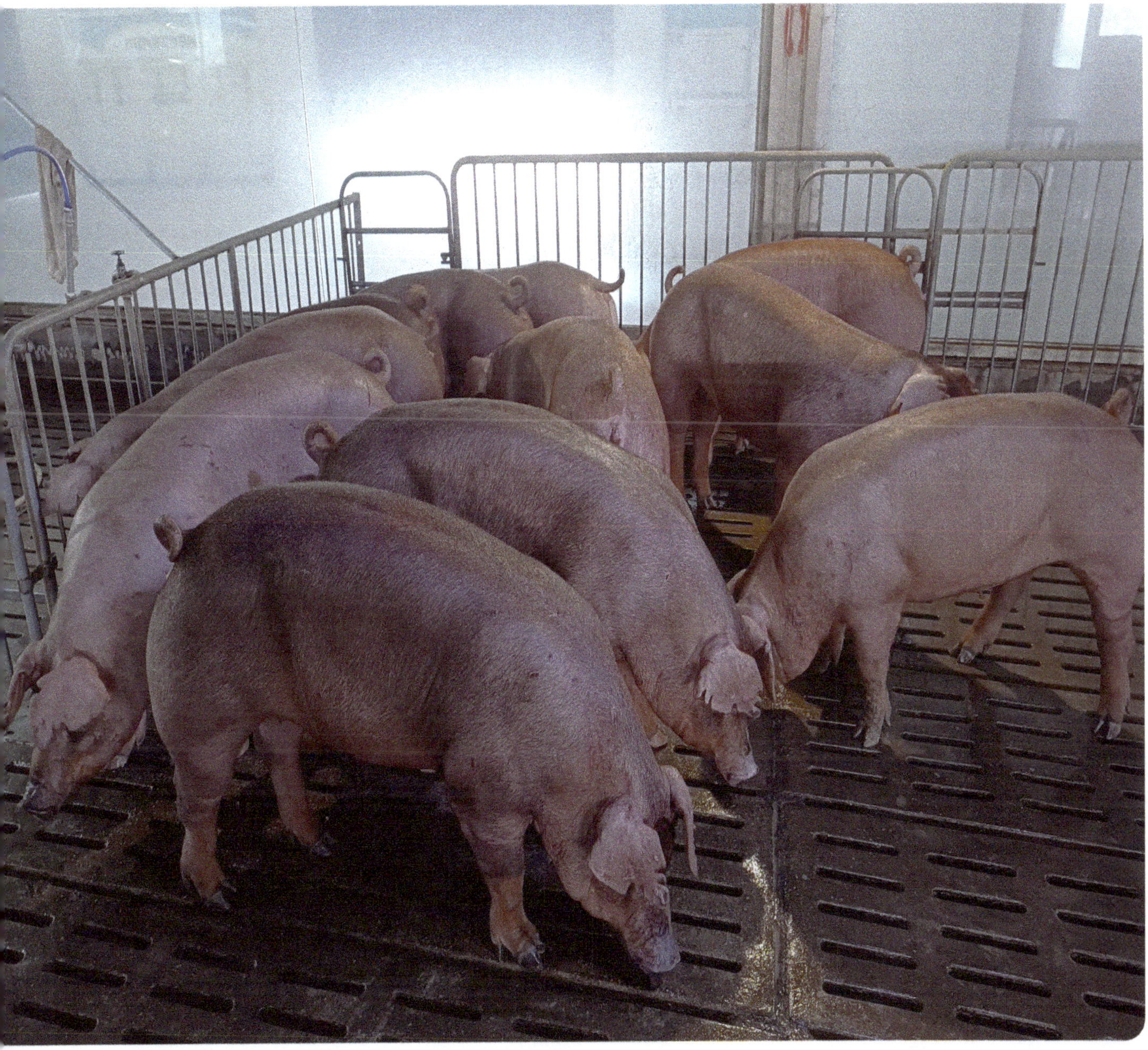

上海市畜禽遗传资源

图谱 牛

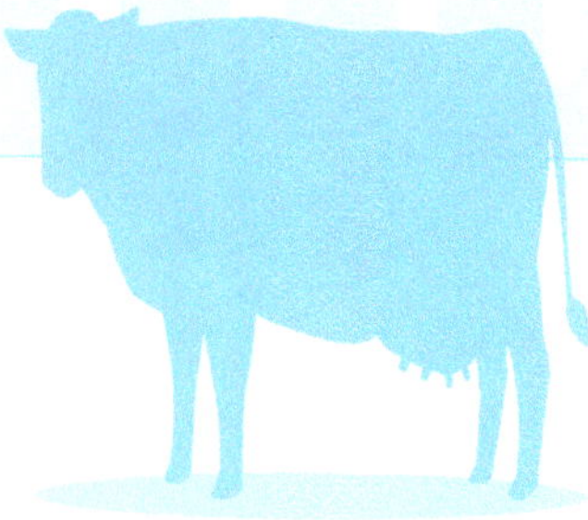

牛属哺乳纲，偶蹄目，反刍亚目，洞角科，牛亚科，牛属和水牛属。

上海地区主要饲养的品种：水牛有地方品种上海水牛；普通牛有培育品种中国荷斯坦牛，引入品种荷斯坦牛、娟姗牛和南德文牛。

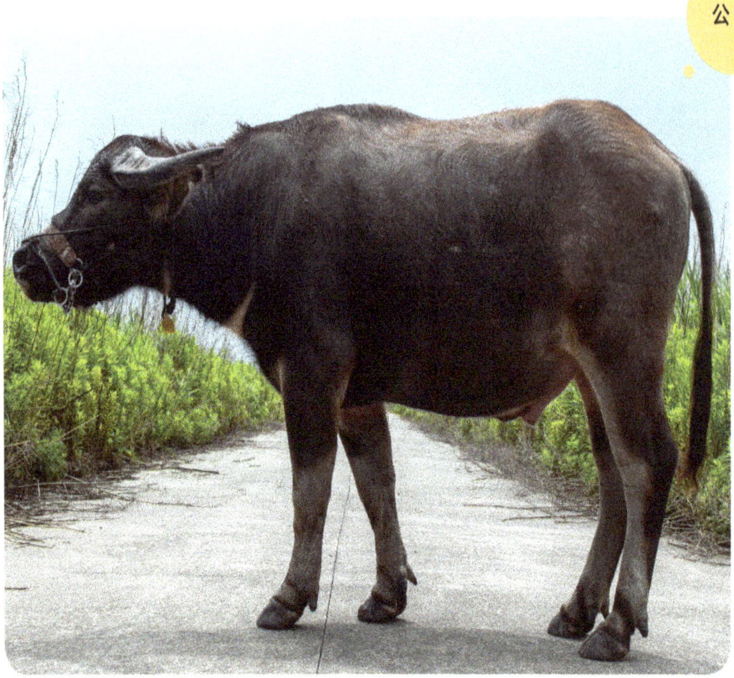

公牛

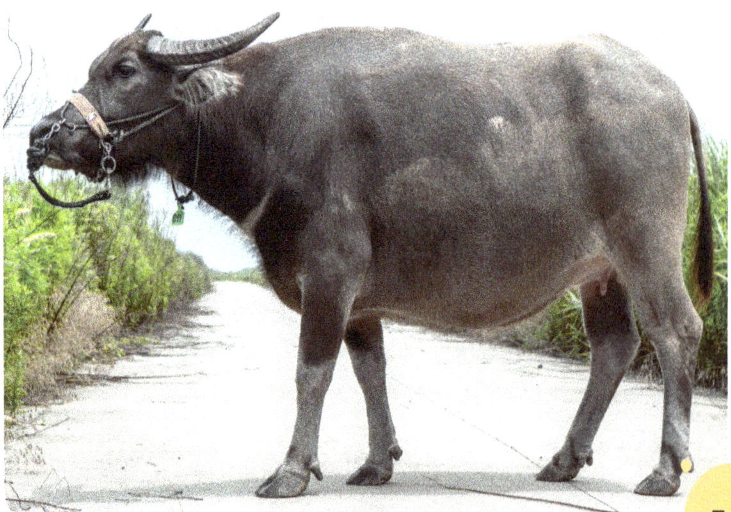

母牛

地方品种

上海水牛 / Shanghai buffalo

上海水牛属地方品种，为役肉兼用型水牛。

上海水牛原产于上海市嘉定区、宝山区、奉贤区和崇明区等地。目前，主要分布在崇明区，中心产区在崇明区的中兴镇、陈家镇及附近的崇明现代农业园区等区域。

上海水牛体型高大，胸廓开阔，骨骼粗壮，肌肉结实，四肢强健，蹄大圆整，全身结构紧凑匀称。毛色以黑色、黑褐色及深棕色为主。蹄色黑褐色，角色黑色或黑褐色。母牛乳房匀称，乳头中等大小。

上海水牛 32 月龄的公牛平均体重为 605.3kg，33 月龄的母牛平均体重为 567.8kg；初情期为 10~15 月龄，发情周期为 18~21d，妊娠期为 335d，年总繁殖率为 55%~60%。公牛性成熟年龄为 18 月龄，初配年龄为 30 月龄。

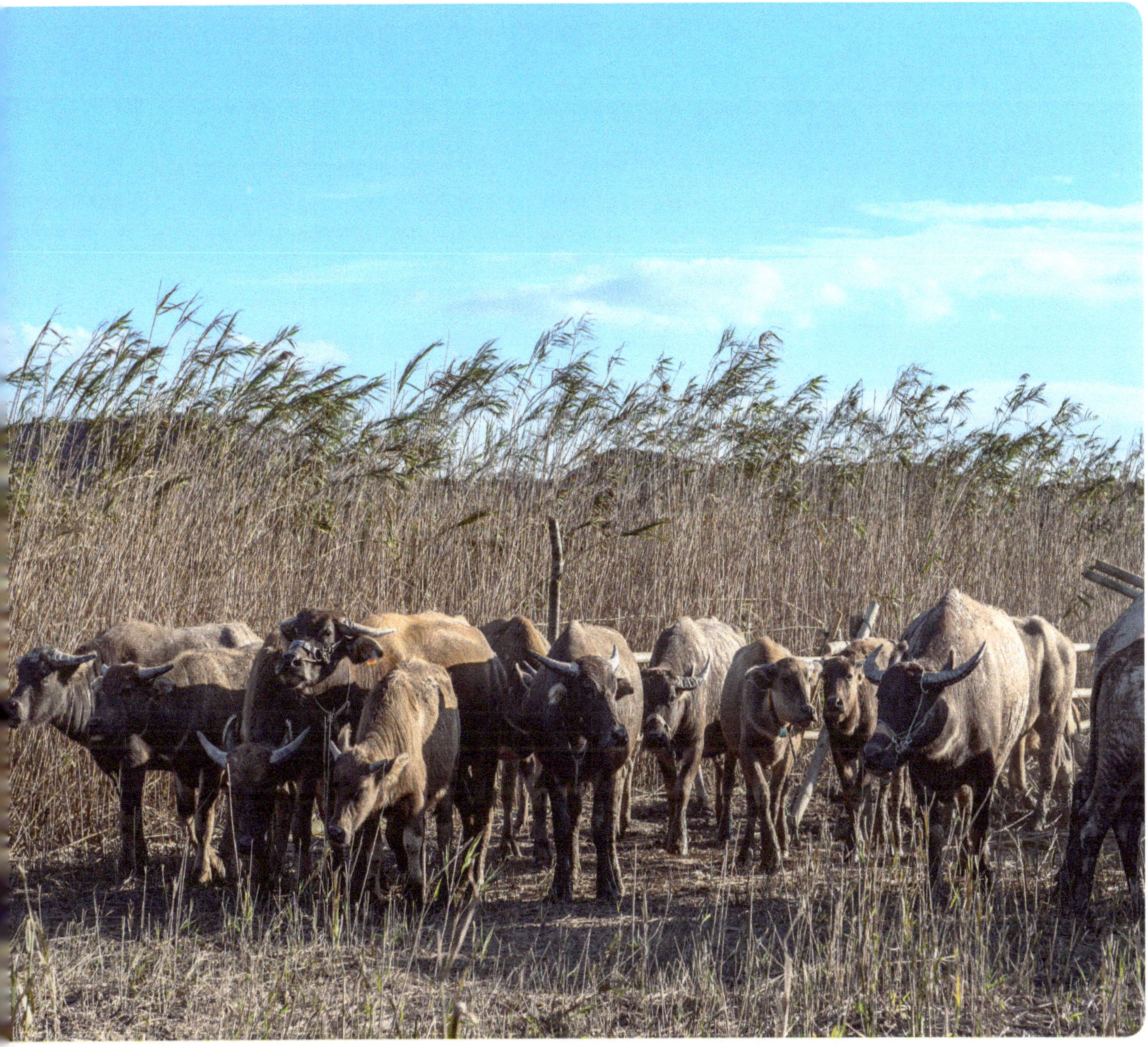

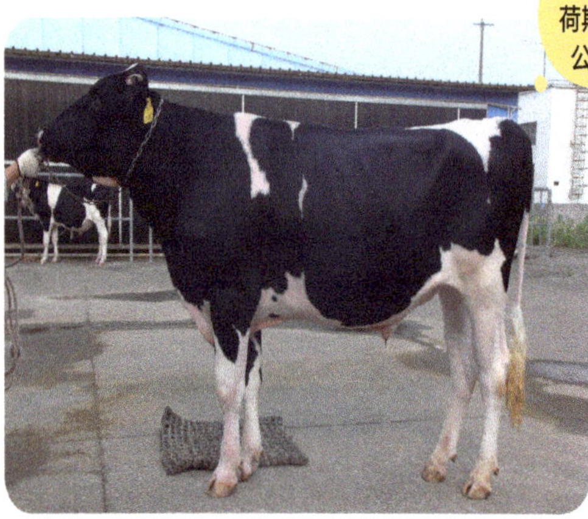

中国荷斯坦公牛

中国荷斯坦牛 / Chinese Holstein

培育品种

中国荷斯坦牛是通过引入的荷斯坦公牛与中国各地的黄牛级进杂交，并经长期培育提高而形成的。中国荷斯坦牛已遍布全国，以东北、华北和西北居多。上海市的中国荷斯坦牛主要分布于金山区、奉贤区、崇明区、浦东新区以及上海域外的牧场。

中国荷斯坦牛公牛颈部稍短，母牛面目清秀，公牛肢蹄粗壮有力，母牛泌乳特征明显。母牛乳房基本呈盆形，乳头匀称。成年公牛平均体重为823.3kg，成年母牛平均体重为650.7kg。头胎母牛平均泌乳天数为338.3d，305d产奶量8 879.5kg，2胎牛平均泌乳天数为345.2d，泌乳期总产量平均13 080.8 kg。母牛初情期为8月龄，初配月龄为13.5月龄，年总繁殖率为81%。

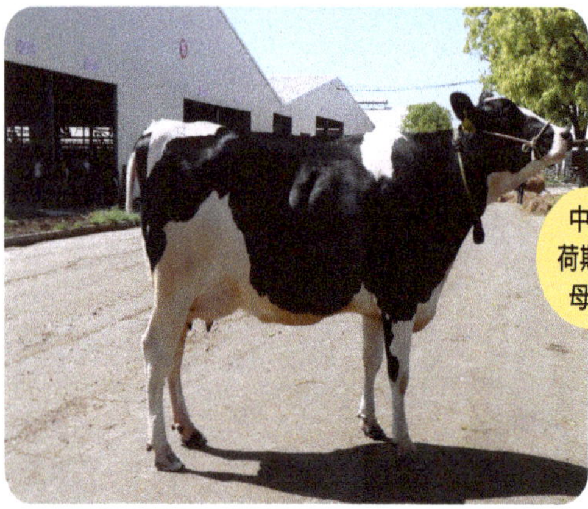

中国荷斯坦母牛

荷斯坦牛 / Holstein

引入品种

荷斯坦牛属引入品种，为乳用型牛。荷斯坦牛原产地为荷兰北部的北荷兰省和西弗里斯兰省，因后来分布到法国北部以及德国的荷斯坦省（Holstein）而得名，亦称为荷斯坦-弗里生牛（Holstein-Friesian）。目前上海现存的荷斯坦牛主要分布在上海光明牧业申丰奶牛场。荷斯坦牛体型高大，结构匀称。毛色以黑白花为主。母牛乳房大而丰满，四个乳区结构匀称，乳静脉粗而弯曲，乳头大小适中、垂直呈柱型，乳头长5~8cm，间距匀称。

荷斯坦牛成年母牛平均体重为650.8kg。荷斯坦牛（平均4胎）305d产奶量平均为12 209.2kg。初情期平均为8月龄，妊娠期平均为275d，产犊间隔平均为410d，年总繁殖率约为81%。

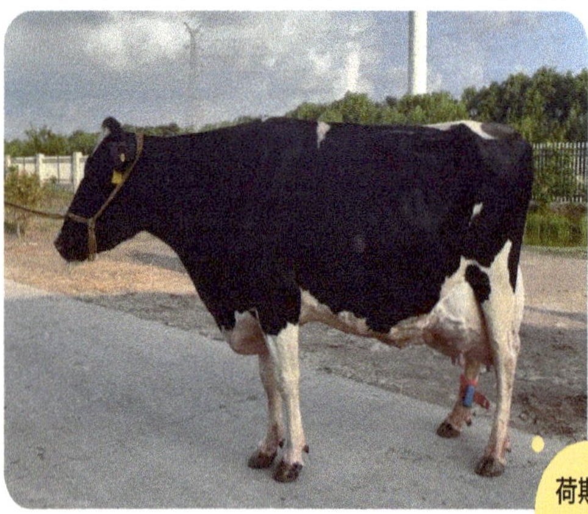

荷斯坦母牛

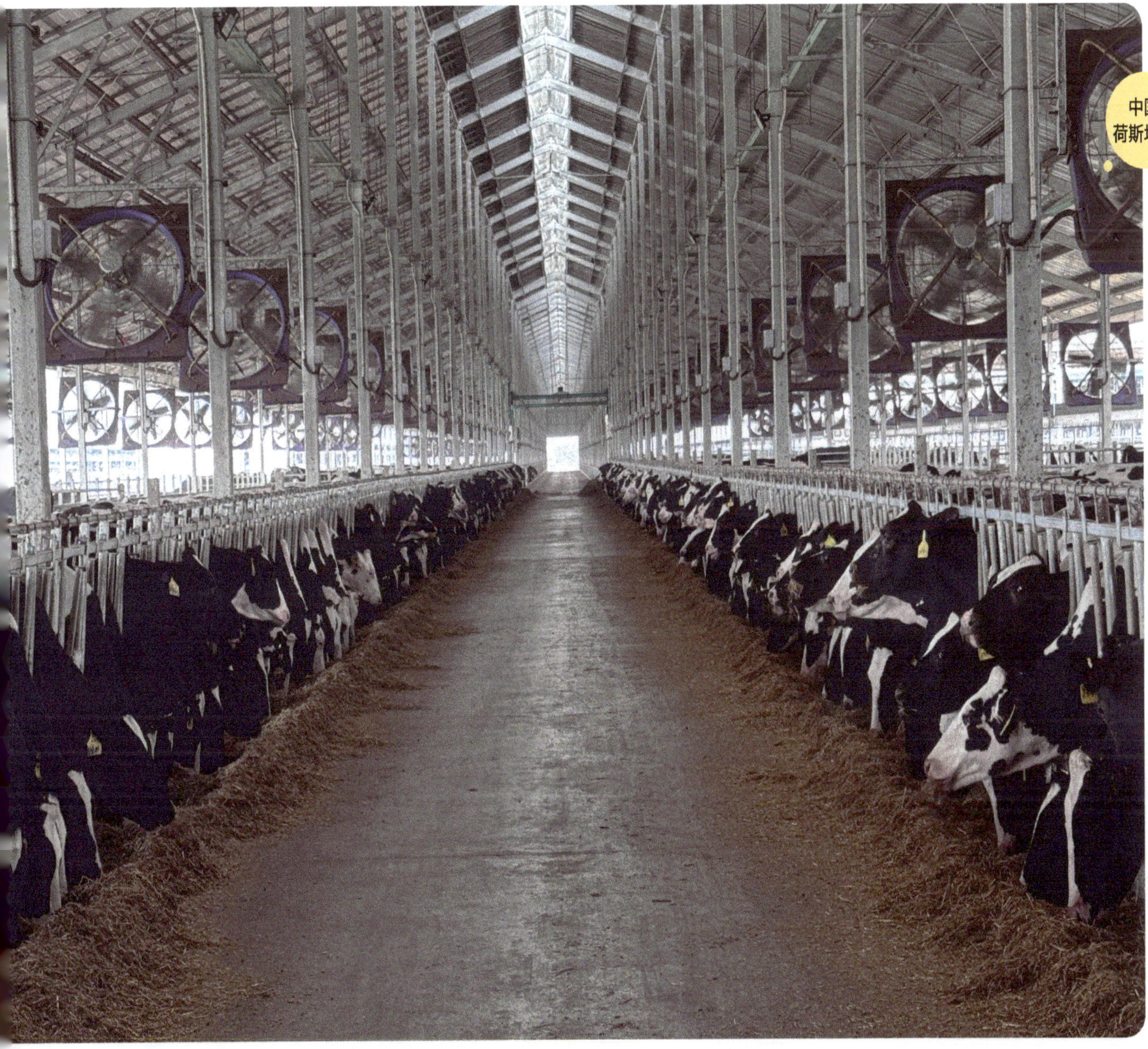

中国
荷斯坦牛

犊牛

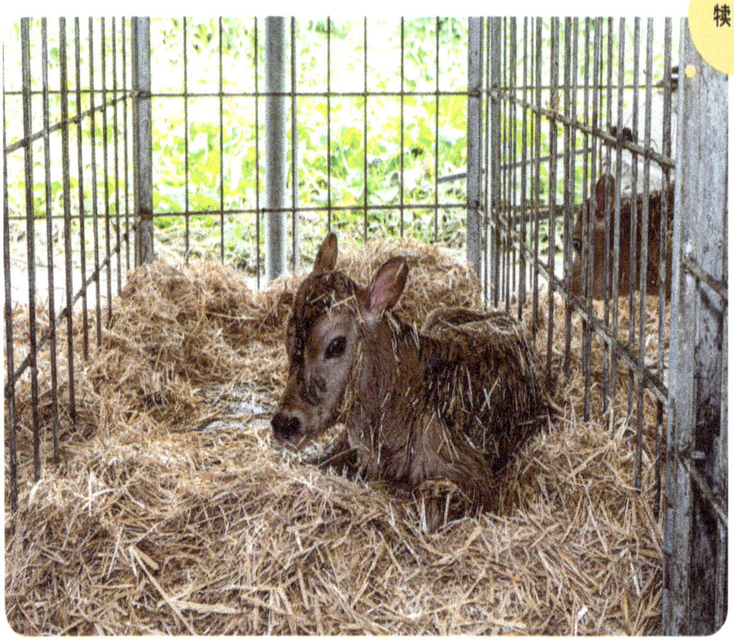

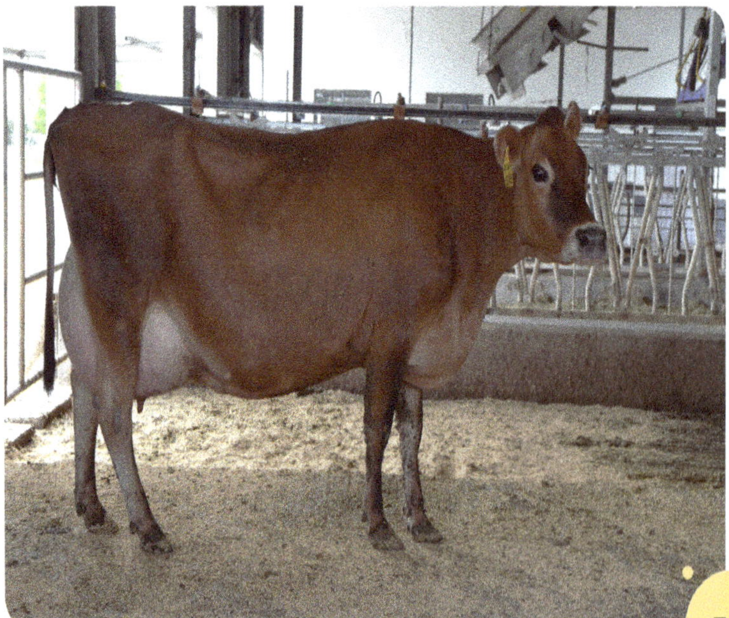

母牛

引入品种

娟姗牛 / Jersey

娟姗牛属引入品种，为乳用型牛。

娟姗牛原产地位于英吉利海峡的泽西岛（旧译娟姗岛），目前已分布于英国、美国、澳大利亚、丹麦、肯尼亚、南非等多个国家。上海的娟姗牛主要在上海市崇明区城桥镇垦区的上海崇明鳌山奶牛场。

娟姗牛面目清秀，结构匀称，体型偏小。毛色为金黄色、褐色或草黄色。被毛短细、具有光泽，体况良好，体型匀称。四肢端正，骨骼细致，关节明显。腹下及四肢内侧毛色较淡，鼻镜及尾帚为黑色。

娟姗牛成年母牛平均体重为448.2kg。上海娟姗牛泌乳期总产奶量平均为6 411.1kg，泌乳高峰期日产奶量平均为34.8kg，305d产奶量平均为6 328.9kg。乳脂率平均为4.95%，乳蛋白率平均为3.84%。

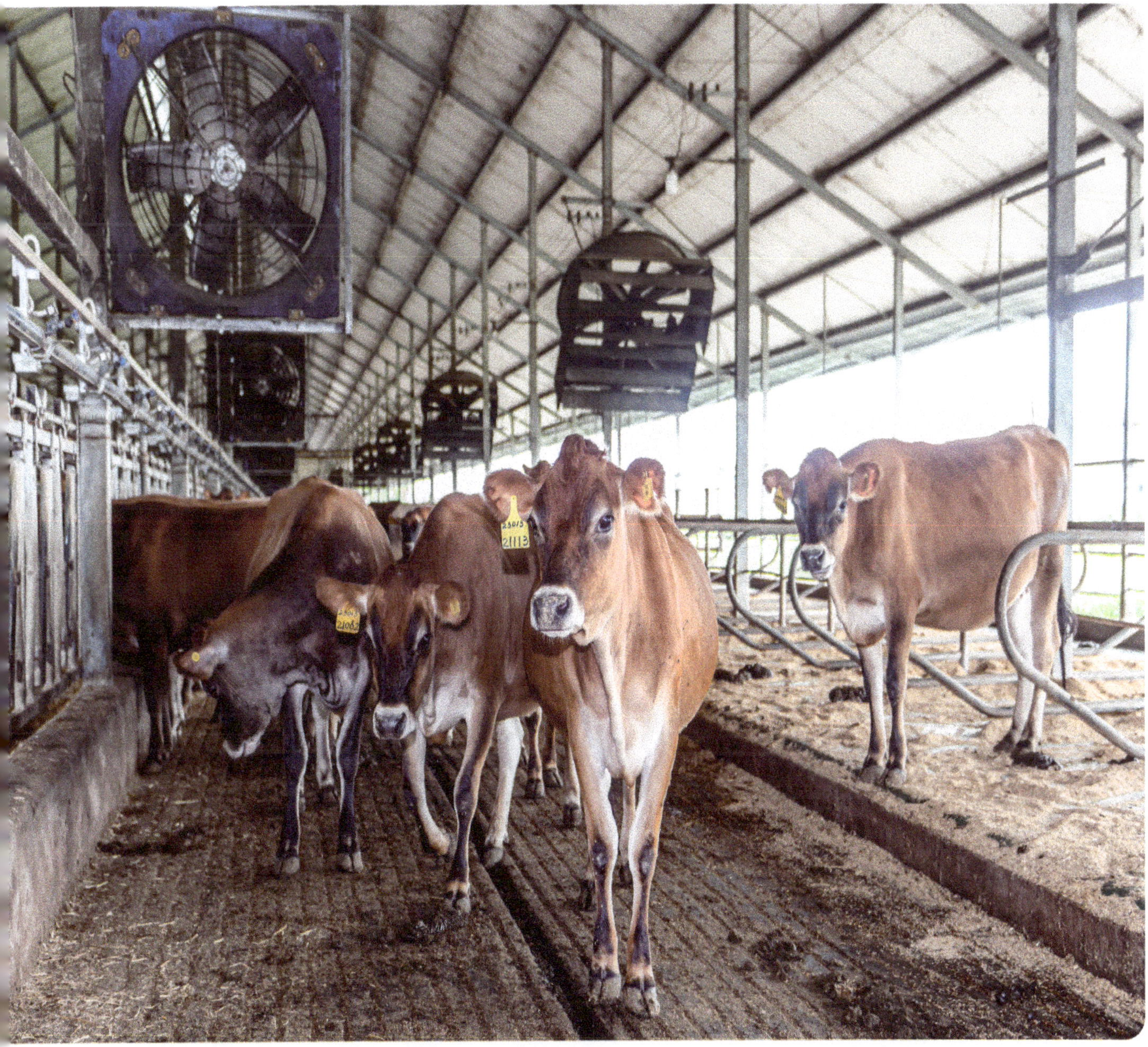

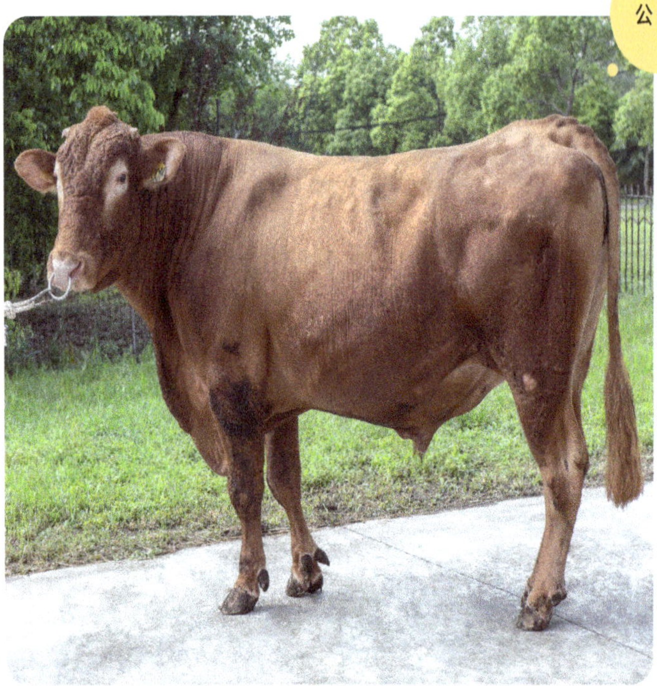

公牛

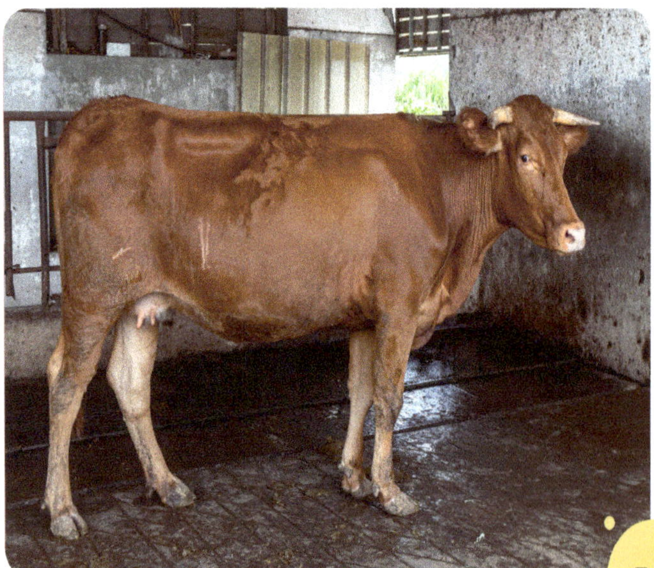

母牛

引入品种

南德文牛 / South Devon

南德文牛属引入品种，为肉用型牛。

南德文牛原产于英格兰西南部的南德文郡和康沃尔郡，目前主要分布在英国、美国、加拿大、南非、新西兰、澳大利亚等国。我国于1996年从澳大利亚引入纯种南德文牛，主要用于改良国内的黄牛、牦牛等地方肉牛品种。目前国内纯种的南德文牛主要存在于上海市奉贤区上海市肉牛育种中心有限公司。

南德文牛体型中等，头略长，呈蟋蟀头。毛色棕红，局部带卷曲。有角占比50%左右，角呈龙门状，角色为蜡色。母牛乳房中等大小，乳头大小适中，前后分布较均匀。

南德文牛成年公牛平均体重为1 055.3 kg，成年母牛平均体重754.0kg。南德文牛母牛初情期为12月龄，妊娠期为282d。南德文牛成年公牛单次采精量为7.5ml，精子密度约为15亿个/ml，平均活力约为80%，公牛利用年限为9年左右。

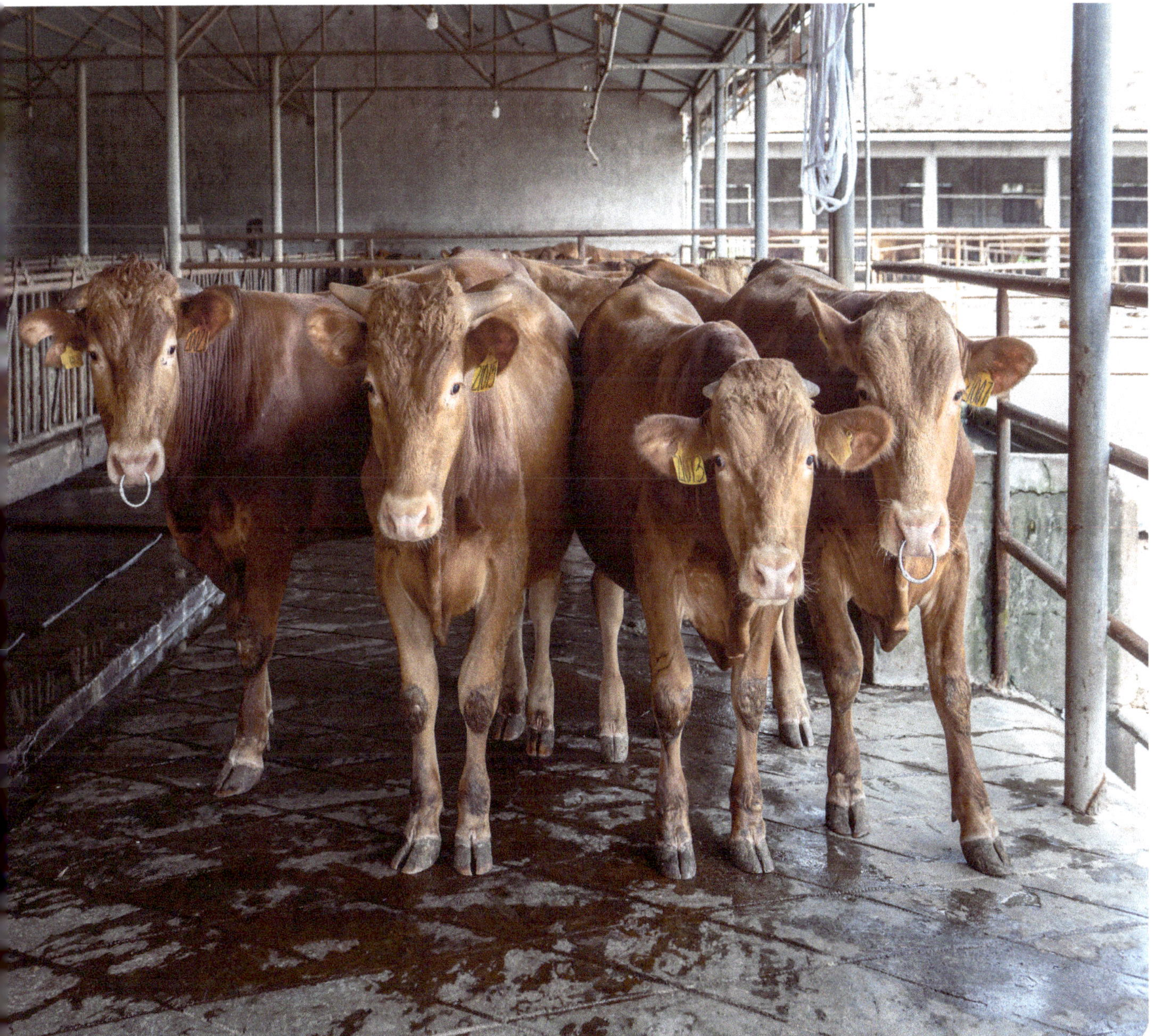

上海市畜禽遗传资源

图谱

羊

绵羊属哺乳纲，偶蹄目，反刍亚目，洞角科，羊亚科，绵羊属；山羊属哺乳纲，偶蹄目，反刍亚目，洞角科，羊亚科，山羊属。

上海地区主要饲养的品种：湖羊和长江三角洲白山羊（崇明白山羊）两个地方品种。湖羊属绵羊中的羔皮羊品种，素以繁殖率高著称于世；长江三角洲白山羊公羊颈部的毛长而粗，挺直有峰，富有弹性，是制笔的优质原料。目前这两个品种主要以肉用为主。另外，还饲养了少量从湖南引进的地方品种湘东黑山羊、云南引进的培育品种云上黑山羊以及引入品种努比亚黑山羊。

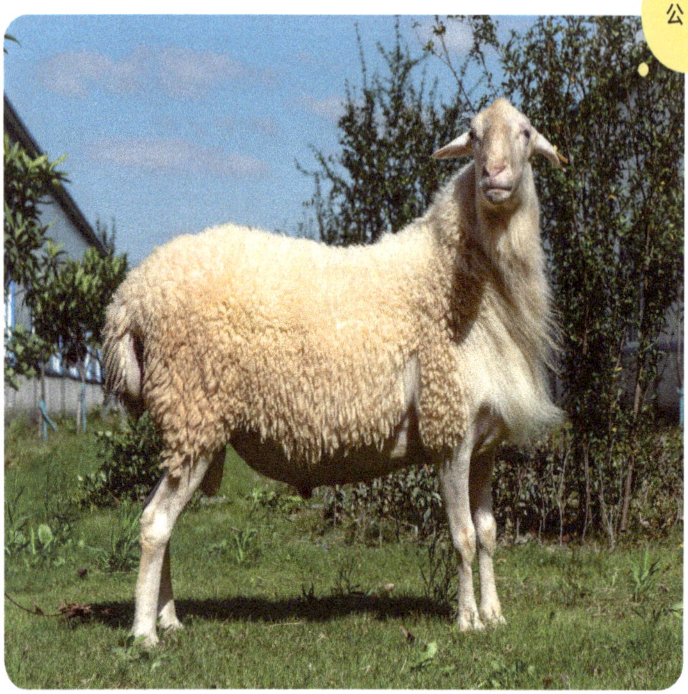

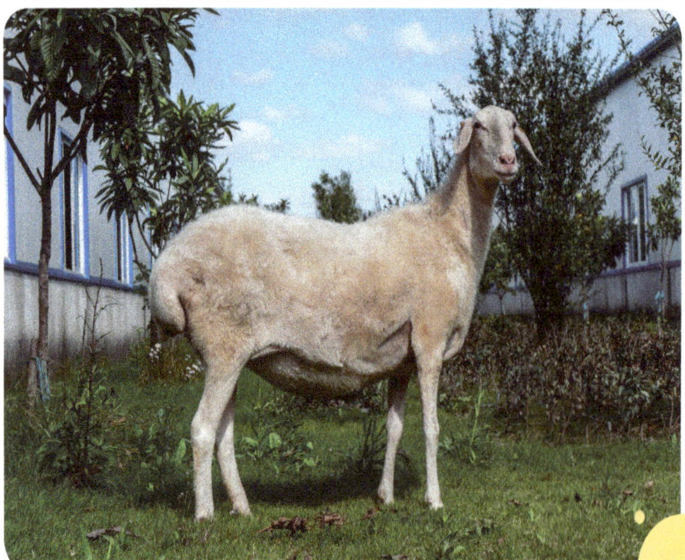

地方品种

湖羊 / Hu sheep

湖羊属地方品种，为肉、羔皮兼用型羊。

湖羊原产地为太湖流域的江浙沪地区。它的祖先是北方的蒙古羊。蒙古羊南移后，长期在江南自然条件下经圈养和选育，形成湖羊这一优良绵羊品种。目前上海地区的湖羊主要分布在嘉定的上海永辉羊业有限公司。

湖羊毛色和皮肤白色，初生羔羊被毛呈水波纹状。头型适中，额平，头狭长，公、母均无角。体躯狭长，背腰平直，体态中等。

湖羊成年平均体重为公羊97.7kg、母羊69.7kg。6月龄屠宰率为公羊53.08%、母羊57.35%。公羊初情期为4~5月龄，6月龄达到性成熟，初配年龄为11~12月龄。种公羊精子密度为16.6亿个/ml，精子活力为88%，利用年限为2.5年。母羊发情期为17.5d，妊娠期为147.5d，常年发情。

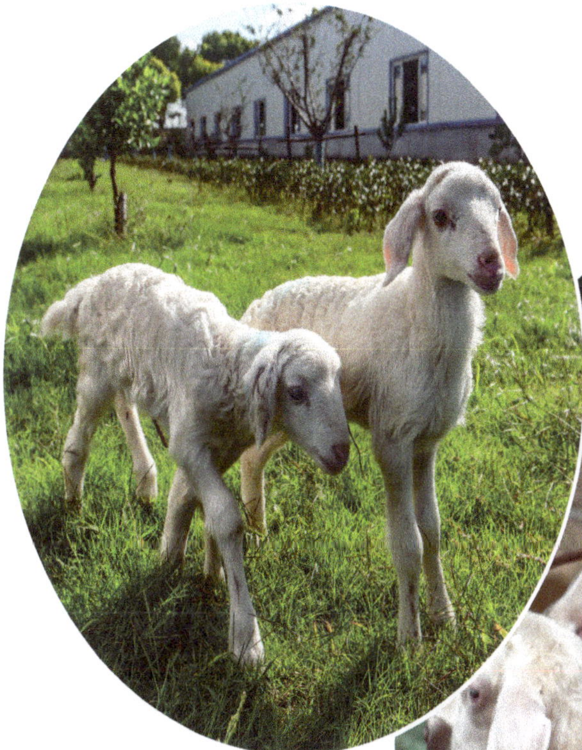

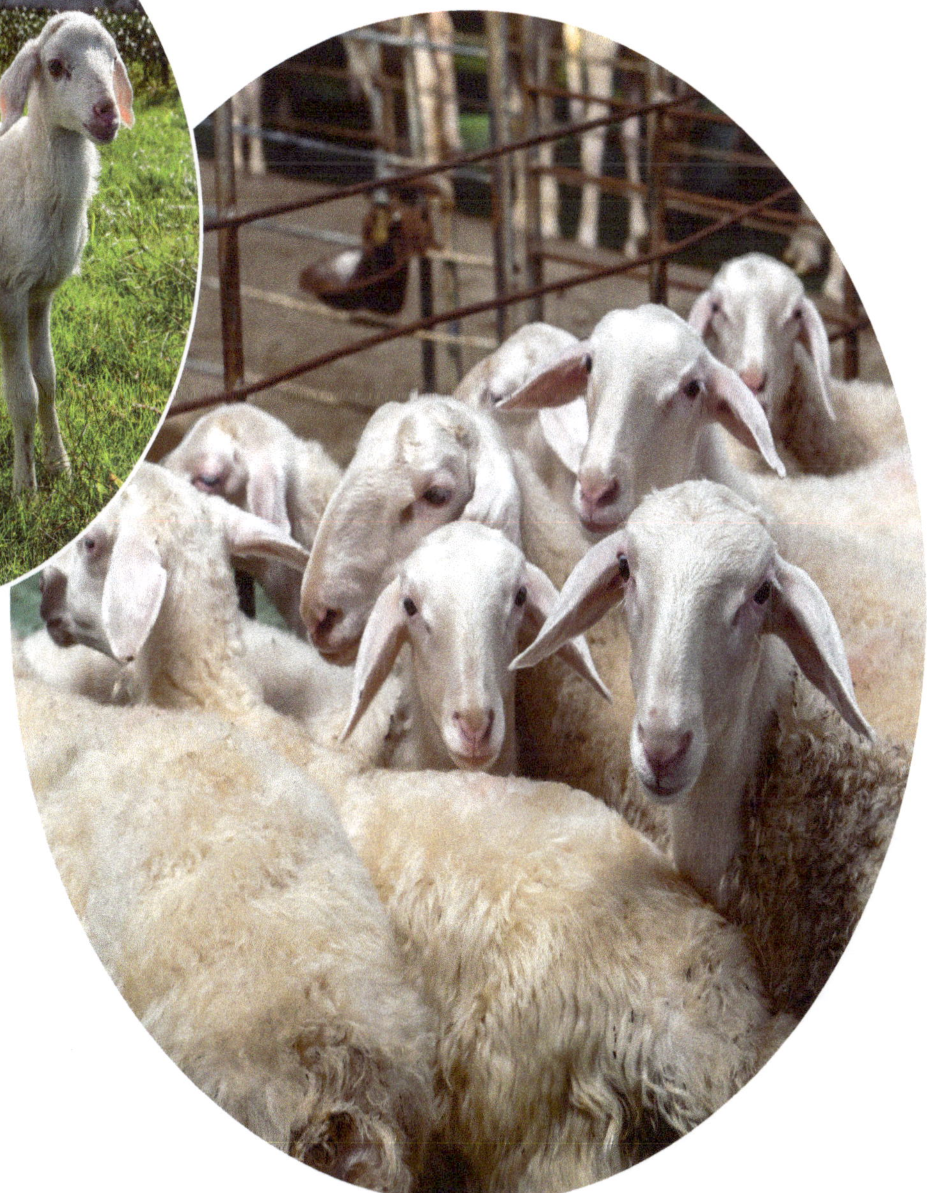

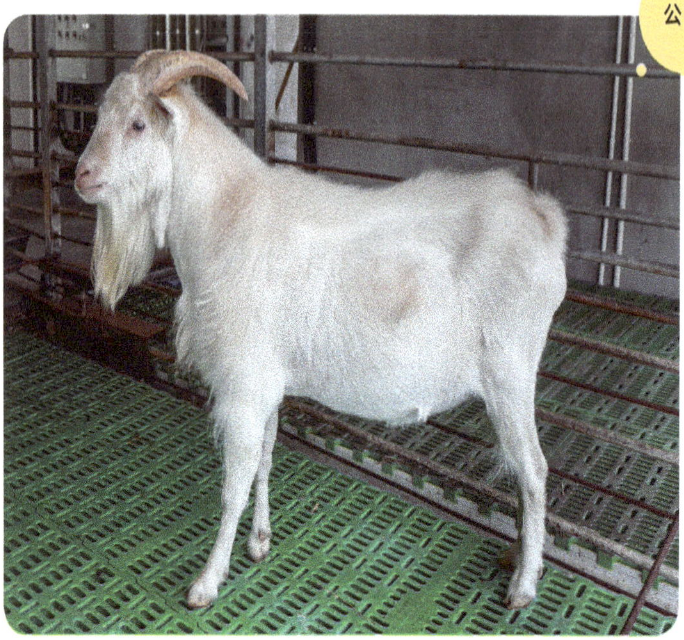

公羊

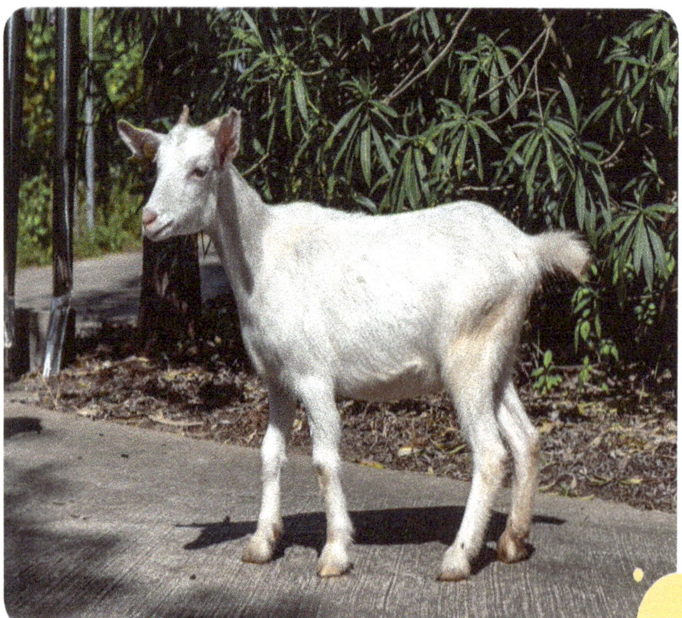

母羊

长江三角洲白山羊

/ Yangtse River Delta White goat

长江三角洲白山羊当地叫崇明白山羊，属地方品种，为笔料毛型山羊，现以肉、毛、皮兼用为主。

长江三角洲白山羊原产地位于上海市崇明区。主要分布在崇明及周边地区，目前中心产区主要分布于崇明区三星镇、中兴镇等地。

长江三角洲白山羊体型中等偏小。全身毛色洁白。皮肤呈白色。头较长直，呈三角形。公、母羊均有角，向后上方外倾斜，呈倒八字形。尾短而上翘。

长江三角洲白山羊18月龄体重为公羊35.14kg、母羊25.27kg。12月龄屠宰率为公羊53.37%、母羊44.35%。长江三角洲白山羊具有早熟多羔特点，公、母羊一般4~5月龄即性成熟。母羊一年四季均可发情。

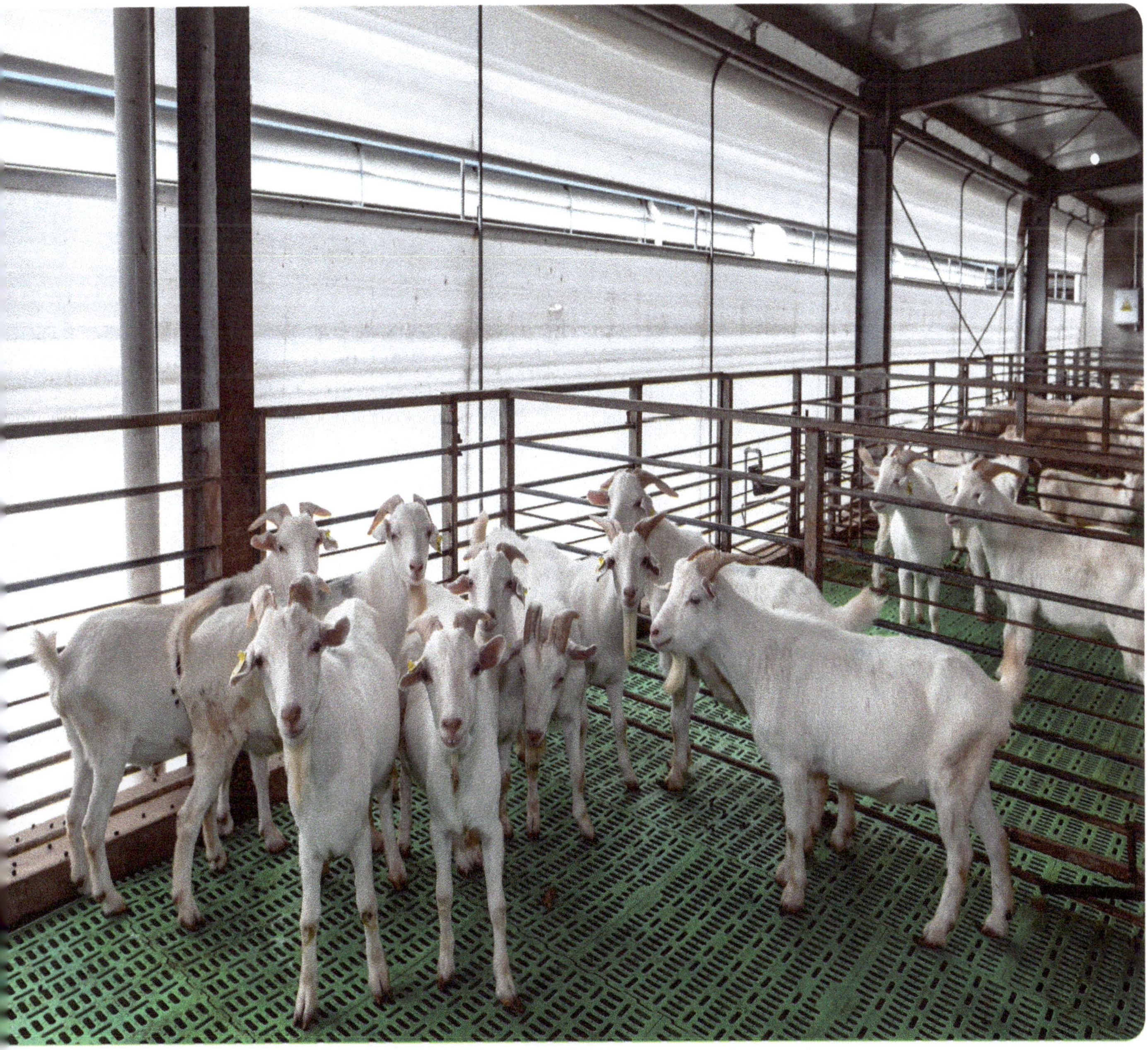

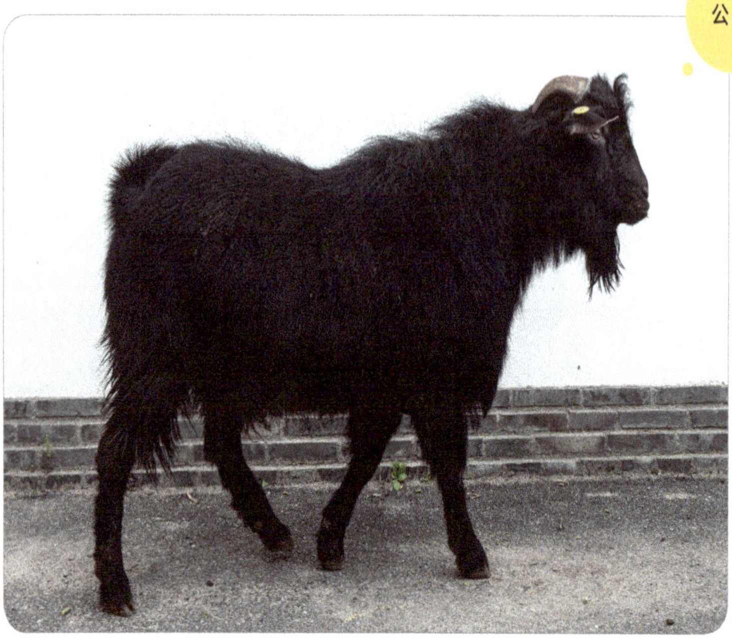

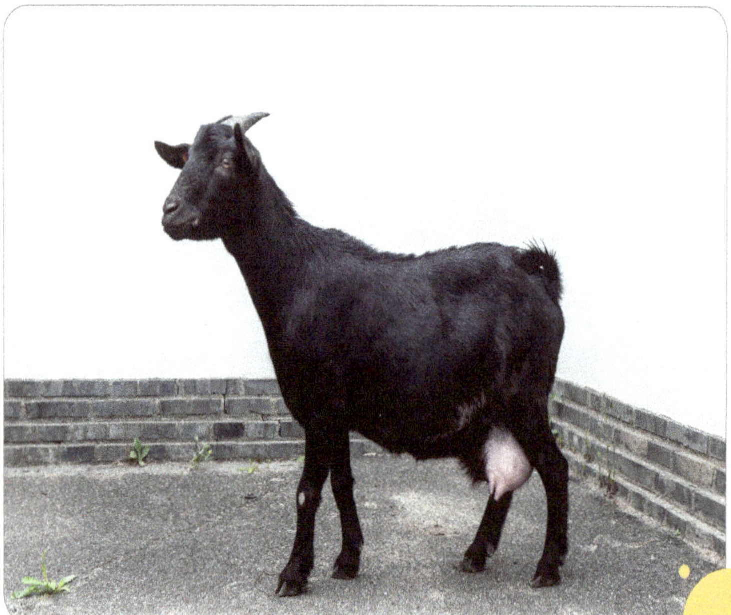

地方品种

湘东黑山羊

/ Xiangdong Black goat

湘东黑山羊属地方品种，为皮肉兼用型山羊。

湘东黑山羊原产于湖南省浏阳市，分布于湖南省的长沙、株洲、醴陵、平江及江西省的铜鼓等地。2021年4月由上海歧创农业科技有限公司从湖南省浏阳市引入，饲养于上海市松江区石湖荡镇新姚村。

湘东黑山羊被毛为全黑色，油光发亮。公、母羊均有角，呈灰黑色。公羊角向后两侧伸展，呈镰刀状。母羊角短小，向上斜伸，呈倒八字型。

湘东黑山羊12月龄的公羊平均体重为33.6kg，母羊平均体重为24.6kg。12月龄公羊屠宰率为58.04%，母羊屠宰率为54.46%。母羊四季发情，发情周期为16~21d，妊娠期为147d左右，一年产两胎，且多产双羔，产羔率为380%左右。

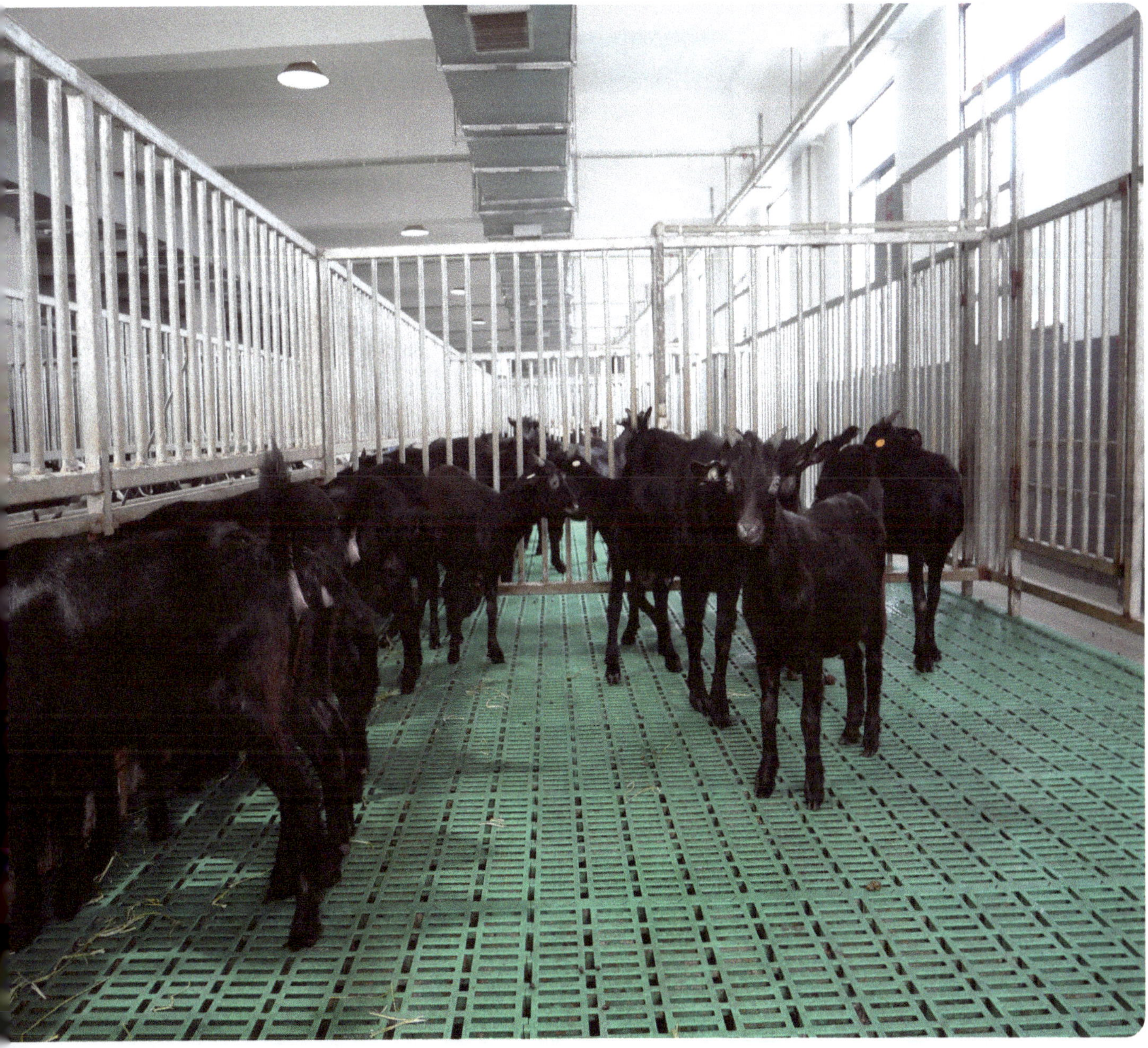

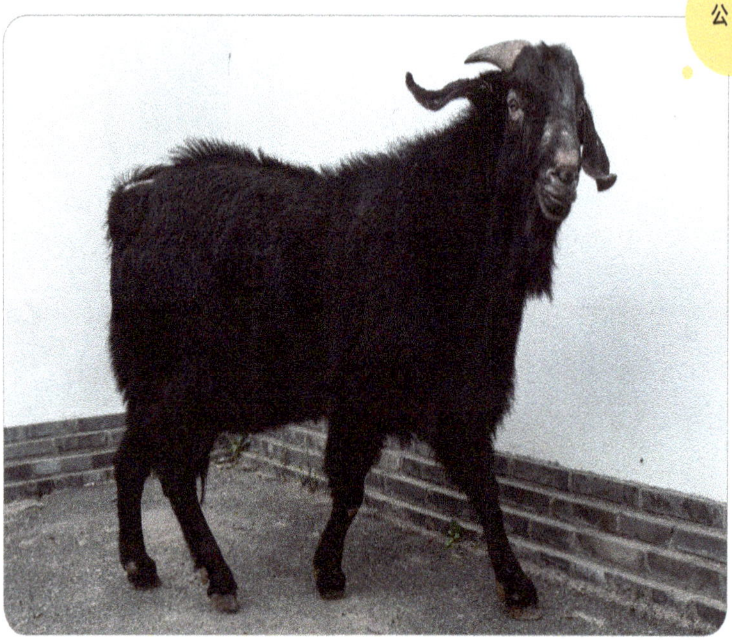

公羊

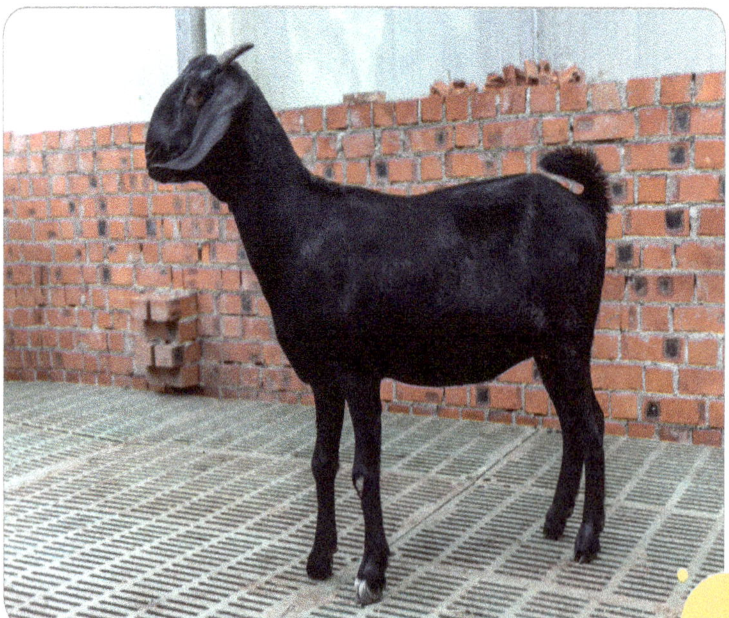

母羊

培育品种

云上黑山羊

/ Yunshang Black goat

云上黑山羊属培育品种，为肉用型山羊。

云上黑山羊是以努比亚黑山羊为父本、云岭黑山羊为母本，经22年5个世代系统选育而成的一个黑色肉用山羊品种。2021年4月由上海歧创农业科技有限公司从云南引入，饲养于上海市松江区石湖荡镇新姚村。

云上黑山羊被毛全黑，短而富有光泽；体质结实，结构匀称，体躯较大，肉用特征明显。公、母羊均有角，呈倒八字形。

云上黑山羊成年公羊平均体重为75.79kg，母羊平均体重为56.49kg。常年发情。公羊初情期为4~5月龄，初配年龄为12月龄。母羊初情期为4~5月龄，初配年龄为10月龄左右。母羊妊娠期为148.90d。初产母羊产羔率为181.73%，经产母羊产羔率为232.00%。

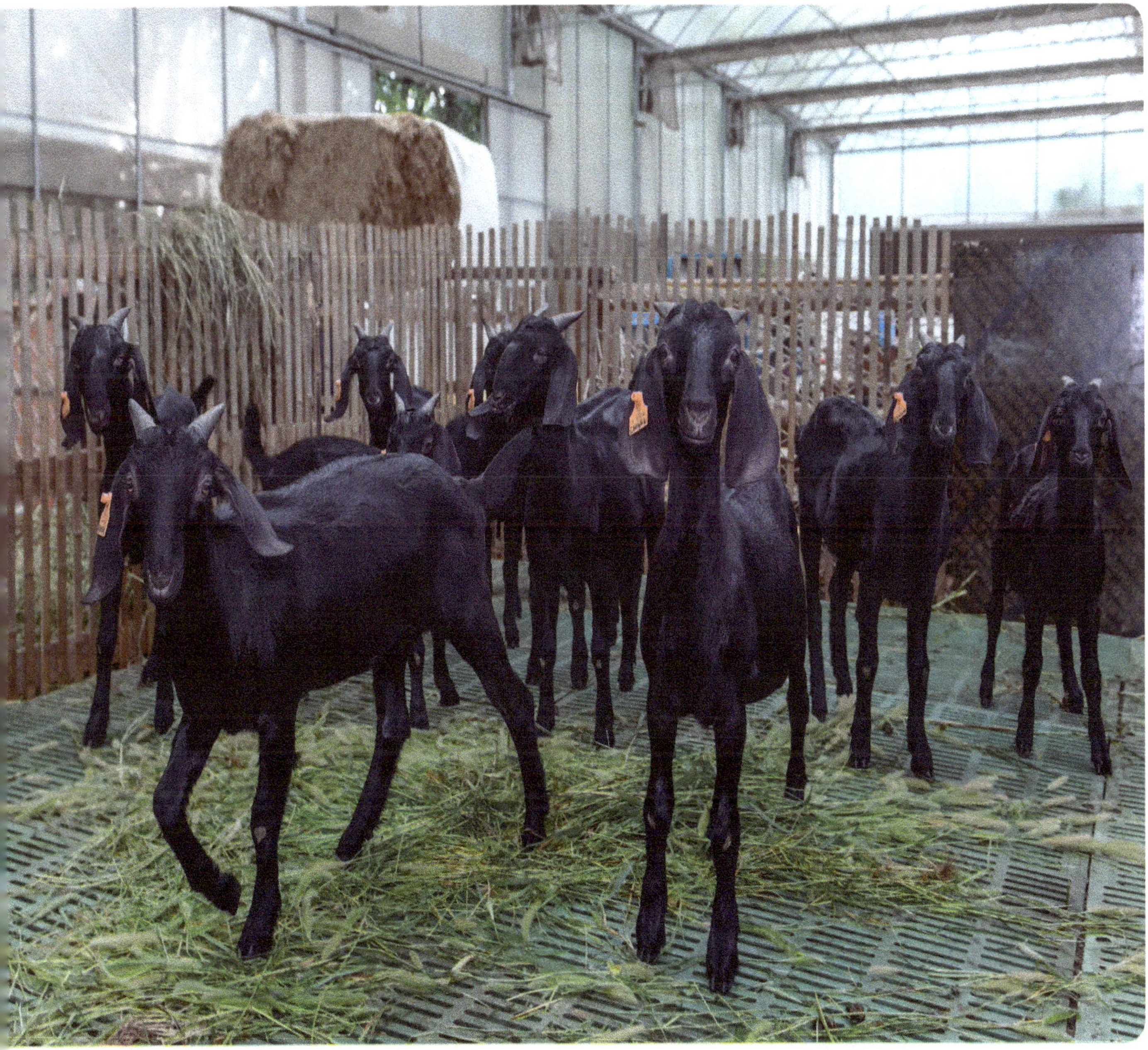

努比亚黑山羊 / Nub Black goat

引入品种

努比亚黑山羊属引入品种，为乳肉兼用型山羊。

努比亚黑山羊原产于非洲东北部的埃及、利比亚以及英国、美国等国家，东欧及南非等也有分布。我国在1995年就曾引入饲养。上海地区努比亚黑山羊于2021年8月从广西南宁市引进，现分布于上海市松江区石湖荡镇新姚村。

努比亚黑山羊头型大小适中，公羊有角，角呈镰刀型，两耳大、长而下垂，四肢粗壮，腿高，肢势端正，蹄肢为黑色、坚实，尾巴短而瘦。

努比亚黑山羊成年公羊平均体重为59.3kg，母羊平均体重为48.0kg。成年公羊、母羊屠宰率分别是51.98%、49.20%。努比亚黑山羊公羊初情期为6~9月龄，性成熟年龄为8~10月龄。母羊常年发情，发情周期为19~21d；妊娠期为146~152d，产羔率为200%。

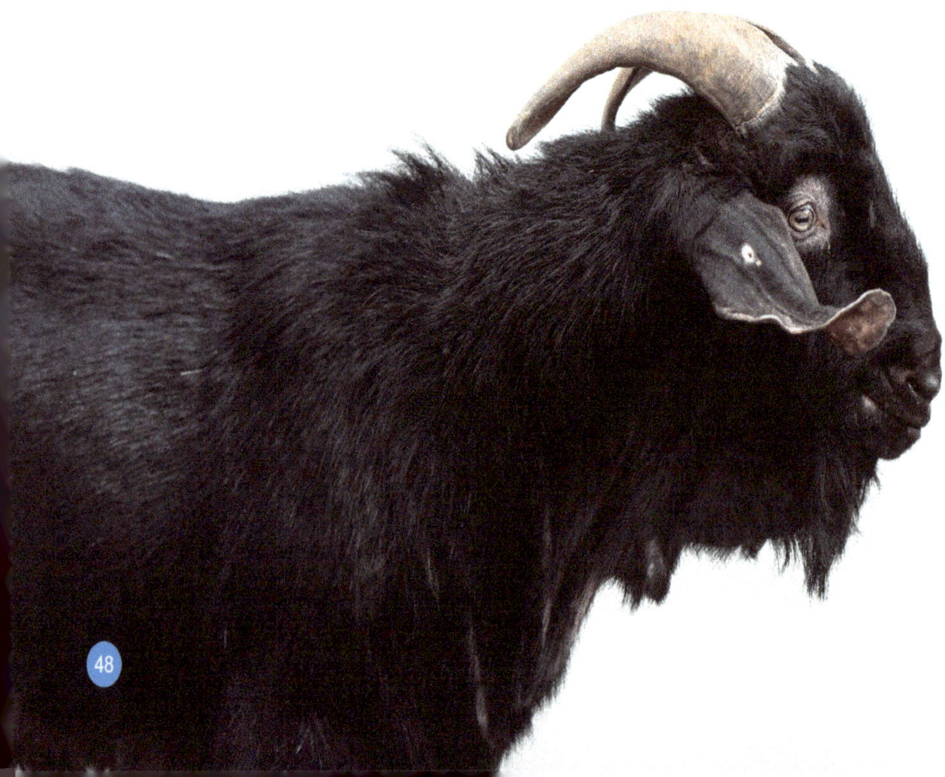

公羊

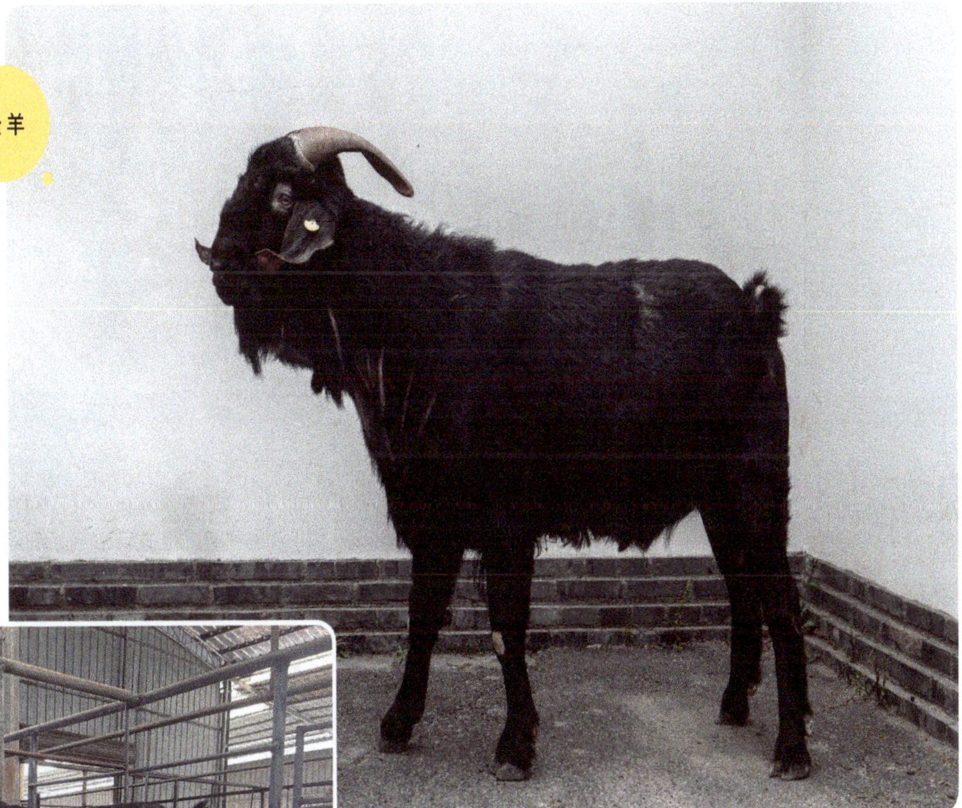

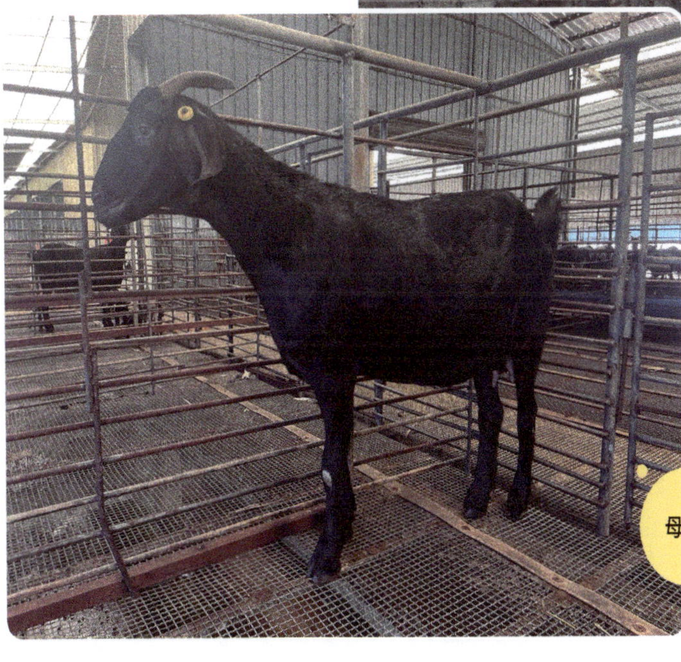

母羊

上海市畜禽遗传资源

图谱

兔

兔属哺乳纲，兔形目，兔科，真兔亚科，穴兔属。

上海地区主要饲养的品种：引入品种新西兰白兔和日本大耳白兔。

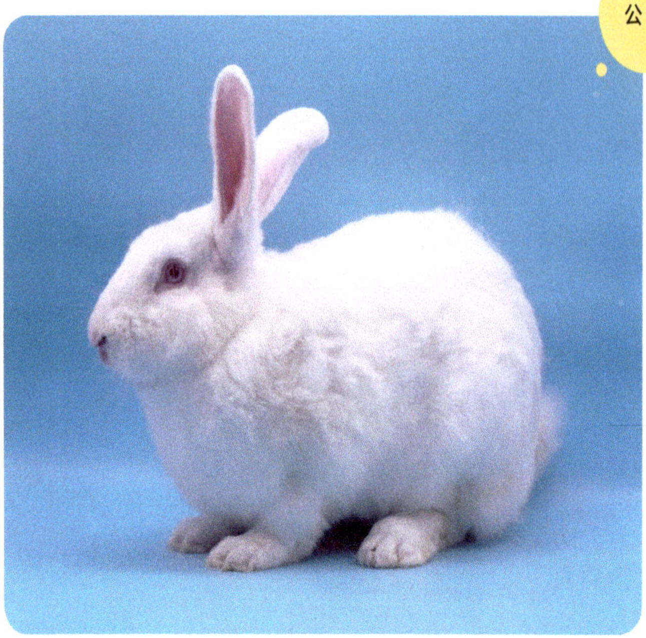

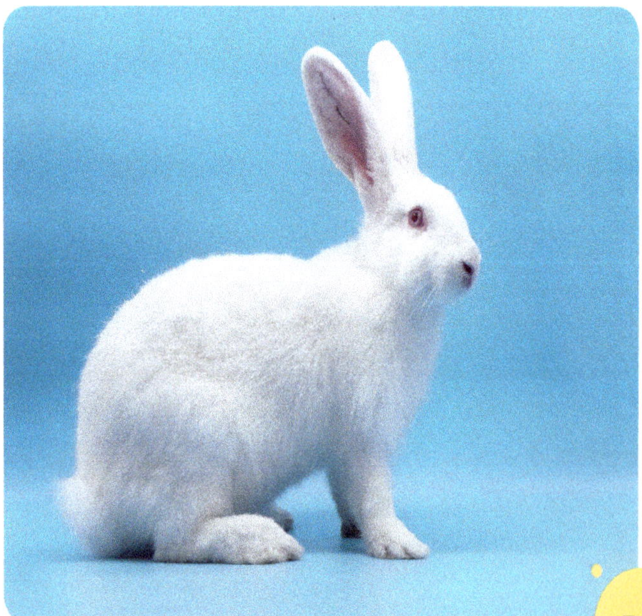

引入品种

新西兰白兔

/ New Zealand White rabbit

新西兰白兔，又称白色新西兰兔，属引入品种，为中型肉用兔和实验用兔。

新西兰白兔原产于美国，多数国家皆有分布。国内中心产区为上海。

新西兰白兔体型中等，全身白色，头颈粗短，额宽，眼呈粉红色，两耳宽厚、短而直立，腰肋丰满，背腰平直，臀肥圆，四肢较短，脚毛厚。

新西兰白兔6月龄公兔平均体重为3 119g，母兔平均体重为3 083g。

新西兰白兔是生物医学实验中最常用的动物之一。早期生长快，骨细肉多，内脏小，肉质松嫩可口，毛质皮板良好，泌乳性能好，母性强，仔兔成活率高，性情温驯，易于管理，适于集约化笼养，饲养周期短，产肉能力高。

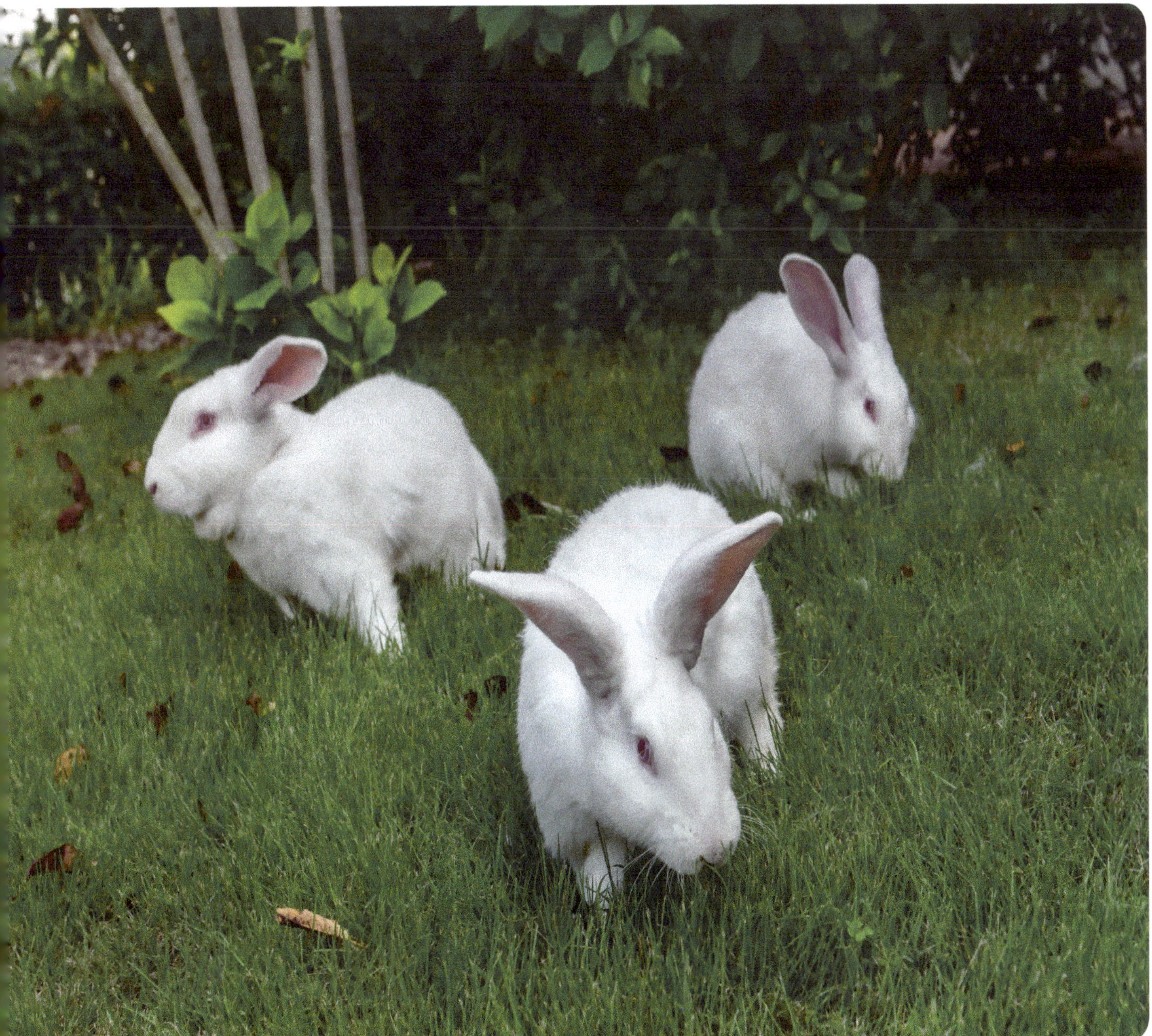

引入品种

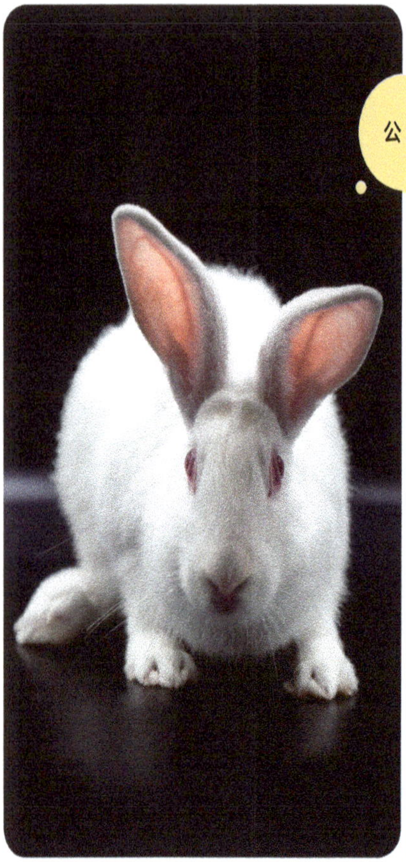

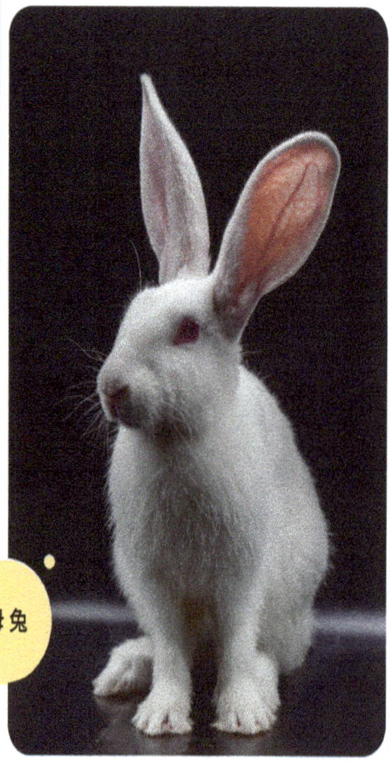

日本大耳白兔

/ Japanese Large - ear White rabbit

日本大耳白兔，又称日本大白兔，属引入品种，为中型肉用兔和实验用兔。

日本大耳白兔原产于日本，在多数国家皆有分布，国内中心产区为上海。

日本大耳白兔体格较大，毛色纯白。眼部为红色，以两耳特别长大而闻名，双耳直立，耳根细，耳端尖，形似柳叶状，臀部较丰满，腹部紧凑，四肢端正，肌肉发达。

日本大耳白兔6月龄公兔平均体重为3 152g，母兔平均体重为3 082g。

日本大耳白兔是理想的实验用兔。其体格较大，生长快，繁殖力强，适应性好，耐粗饲，肉质佳，可为皮、肉兔新品种培育提供遗传素材，但腹内容大，骨骼大，胴体欠丰满，抗病力较弱。

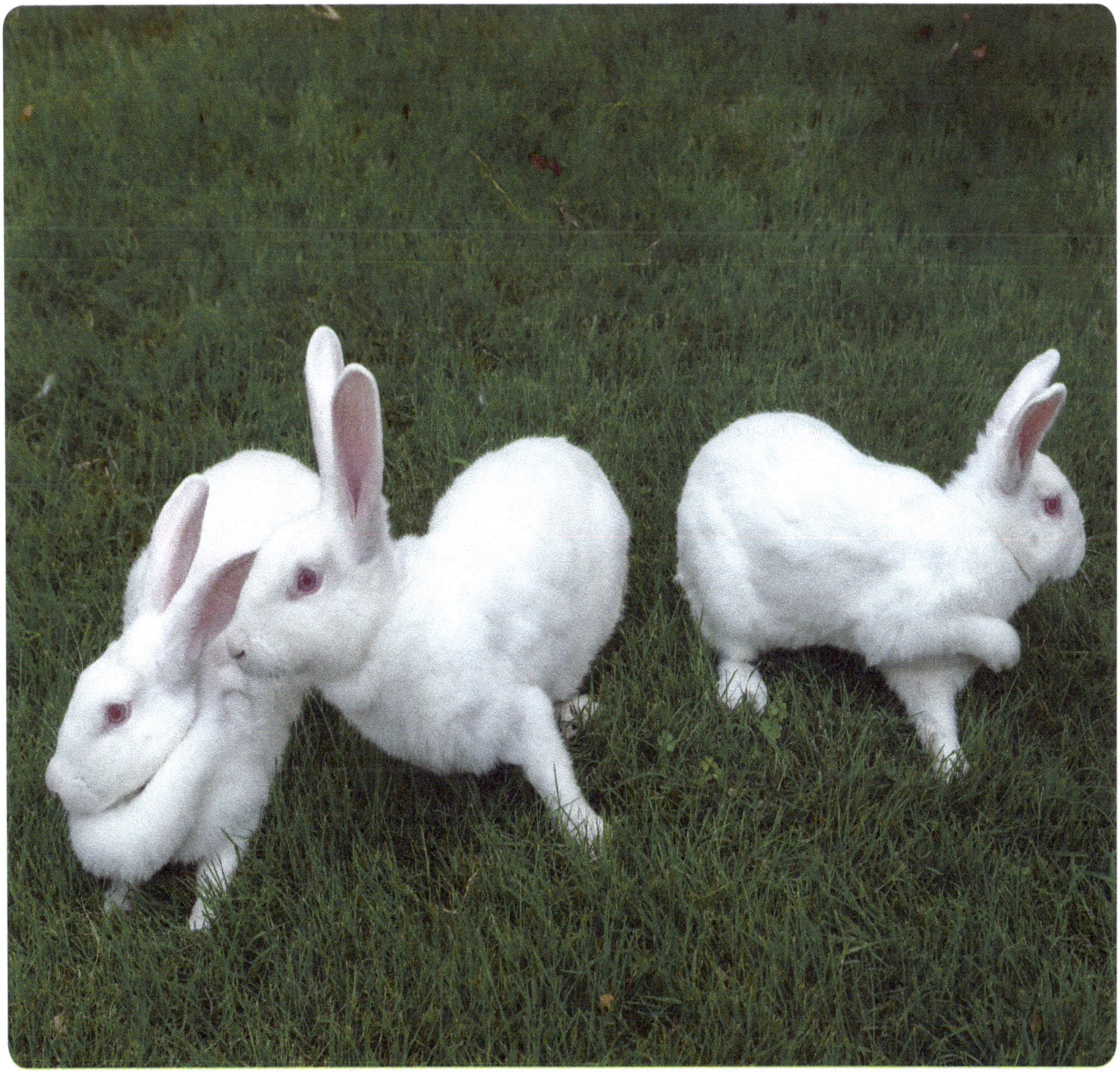

上海市畜禽遗传资源

图谱 鸡

鸡属鸟纲，鸡形目，雉科，原鸡属。鸡主要分为蛋用、肉用、肉蛋兼用和观赏等类型。

上海地区主要饲养的品种：地方品种为肉蛋兼用型的浦东鸡；培育品种为肉用型的新浦东鸡，以及蛋用型的新杨褐壳蛋鸡、新杨白壳蛋鸡、新杨绿壳蛋鸡和新杨黑羽蛋鸡。

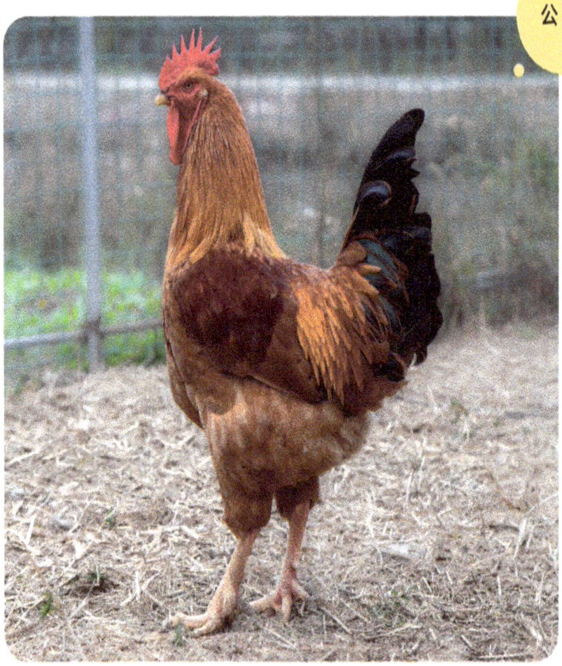
公鸡

地方品种

浦东鸡 / Pudong chicken

浦东鸡属地方品种，为肉蛋兼用型鸡。浦东鸡因体型大，外貌多为黄嘴、黄脚、黄羽，又被群众称作“九斤黄”。

浦东鸡原产地为上海黄浦江以东的浦东新区及奉贤区等地区，现主要饲养在上海浦汇浦东鸡繁育有限公司浦东鸡保种场内。

浦东鸡单冠直立，冠齿平均7个。公鸡羽毛多呈红胸红背，少数呈黄胸黄背和黑胸红背。母鸡全身羽毛黄色，羽毛端部或边缘呈黑色。浦东鸡大部分有胫羽、趾羽。雏鸡绒毛多呈黄色。

浦东鸡348日龄体重为公鸡3 030±241g，母鸡2 753±245g。开产日龄为168d，300日龄蛋重为55.2g，66周龄入舍母鸡产蛋数为181个，饲养日母鸡产蛋数为190个，就巢率为10.1%。

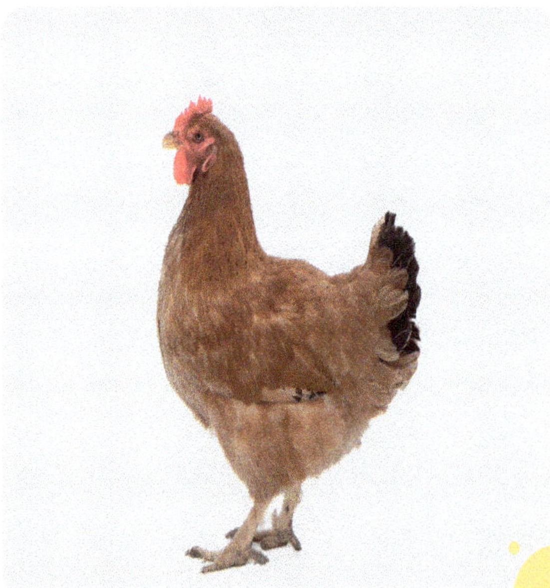
母鸡

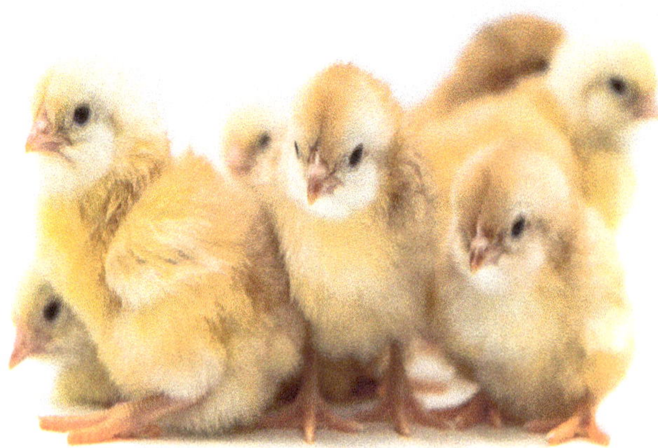

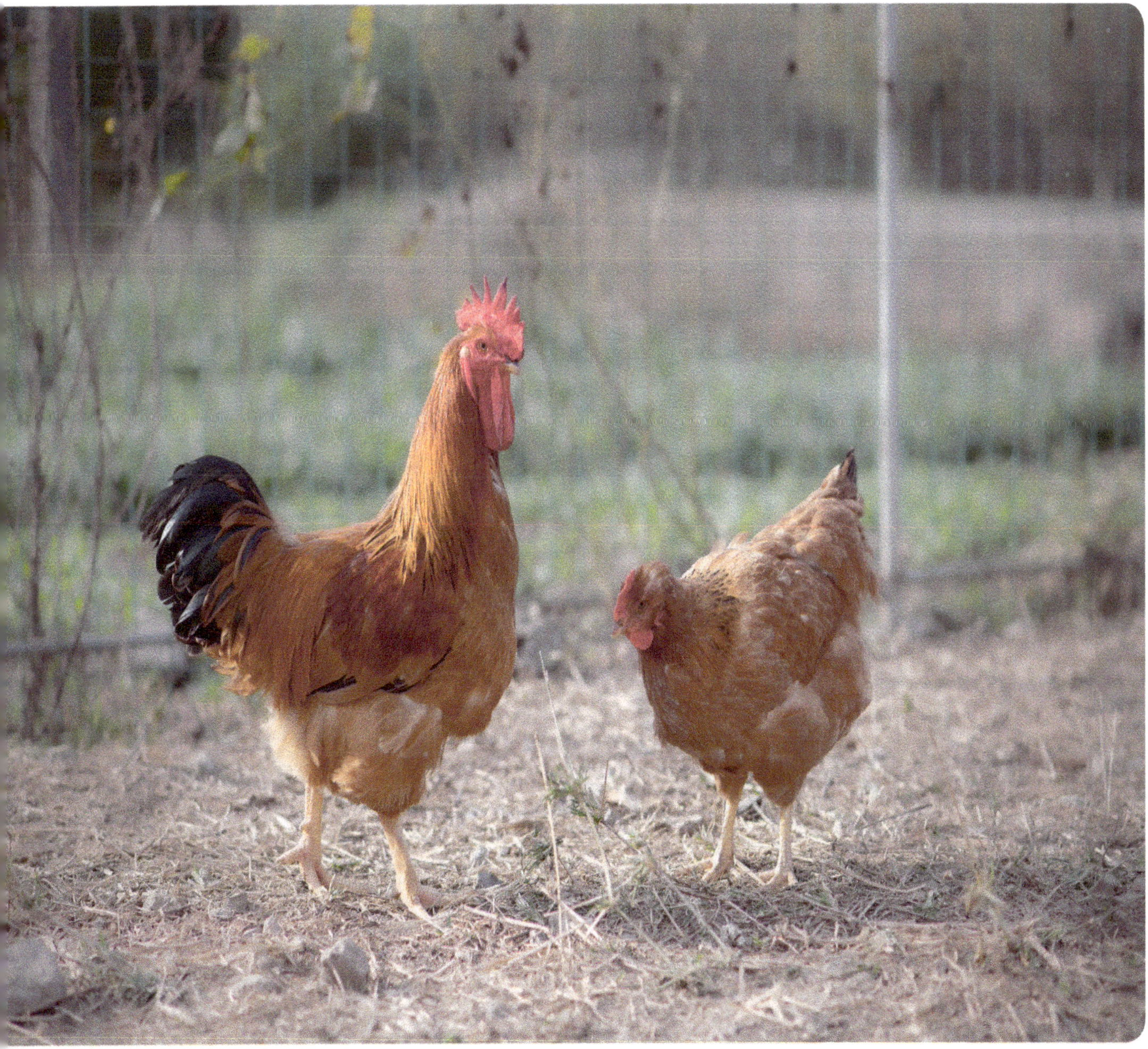

培育品种

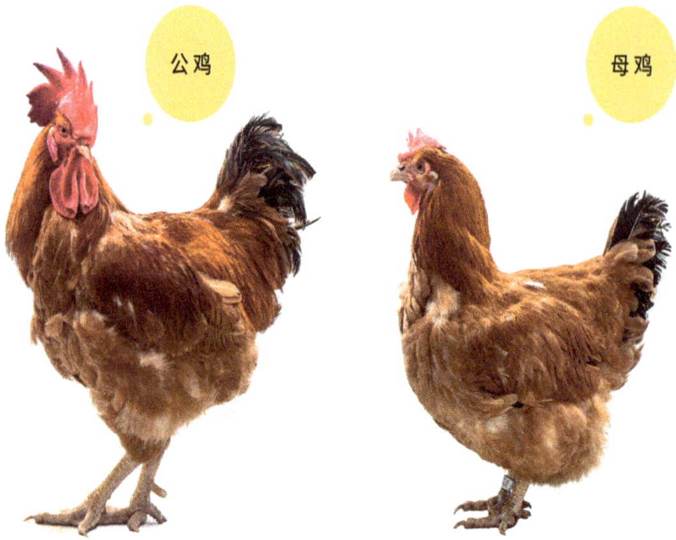

新浦东鸡 / New Pudong chicken

新浦东鸡属培育品种，为肉用型鸡。由上海市农业科学院畜牧兽医研究所主持研究培育，1981年3月通过鉴定，成为我国第一个成功培育的肉鸡品种。现主要分布在奉贤区庄行镇上海市农业科学院试验场内。

新浦东鸡在选育过程中着重保留浦东鸡的特色，故其外貌与原浦东鸡相似，但体型更接近于肉用型，体躯较长而宽。公母鸡均为红色单冠，冠齿多为7个；肉髯红色较薄，耳叶以红色为主，胫、趾为黄色，无胫羽和趾羽。

新浦东鸡280日龄体重为公鸡4 110±340g、母鸡3 345±400g，开产日龄为155d，300日龄蛋重为53.6g，61周龄产蛋数为158.4个。

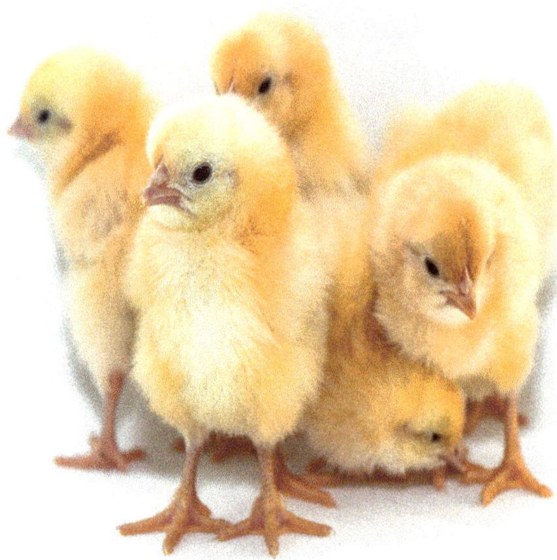

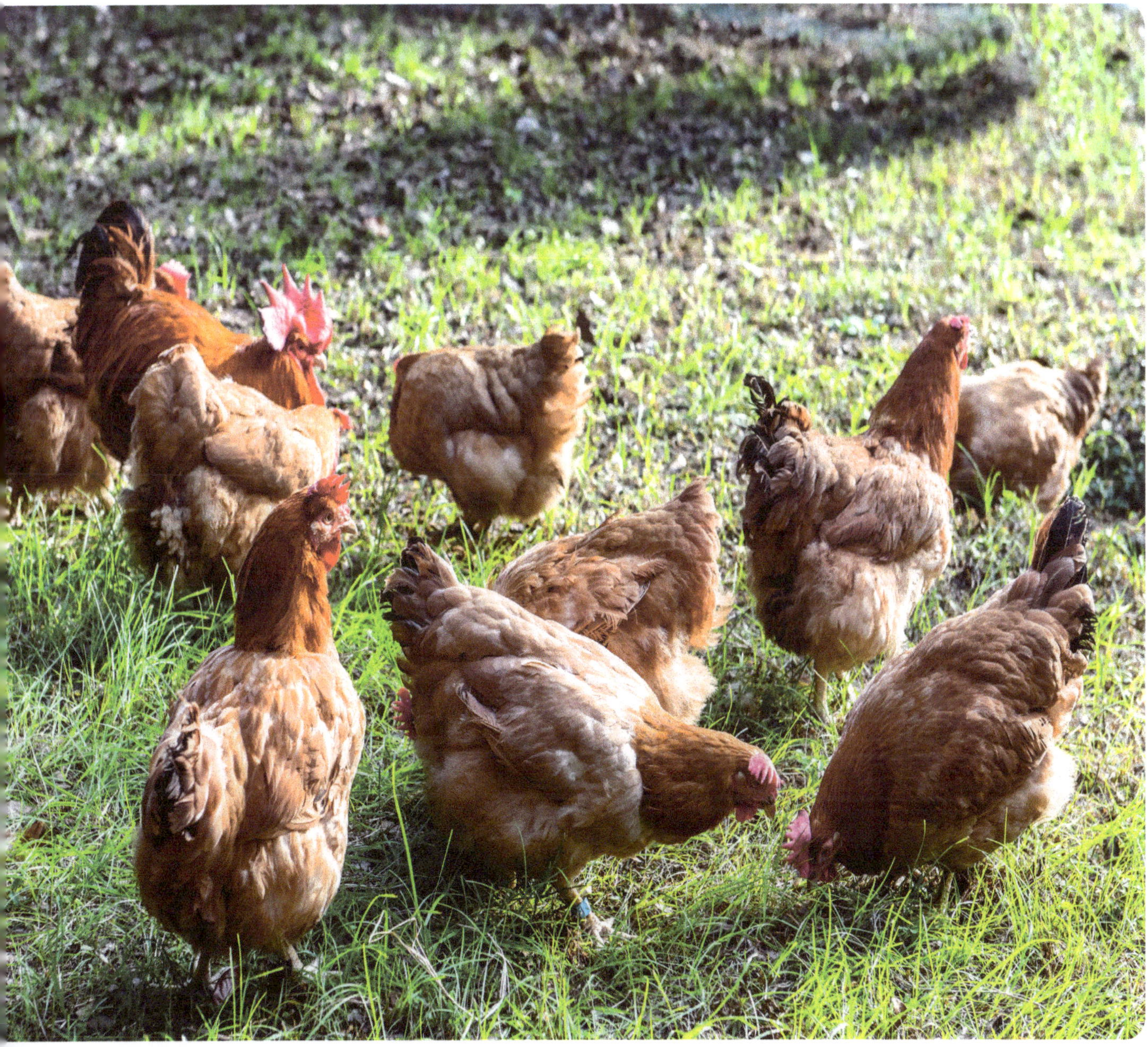

培育品种

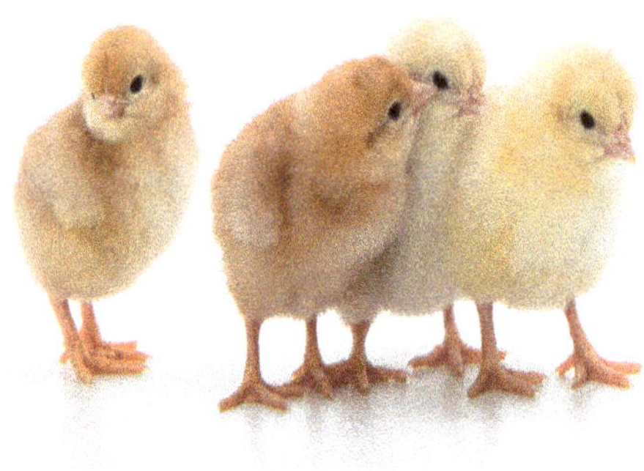

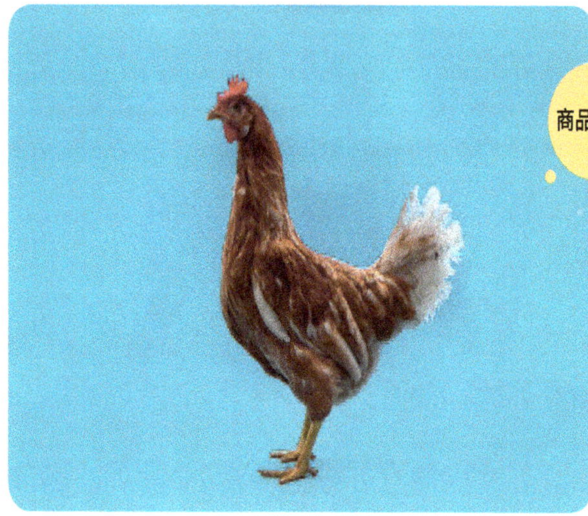

商品蛋鸡

新杨褐壳蛋鸡 / Xingyang Brown-eggshell layer

新杨褐壳蛋鸡属培育品种，为蛋用型鸡配套系。由上海家禽育种有限公司、中国农业大学和国家家禽工程技术研究中心培育。2000年通过国家畜禽遗传资源委员会审定，品种证书编号为农09新品种证字第2号。

新杨褐壳蛋鸡商品代雏鸡可羽色自别，母雏为金色羽，公雏为银色羽。成年商品代母鸡体型呈元宝形，单冠，红羽，皮肤、喙和胫为黄色，尾羽为白色，蛋壳颜色为褐色。

新杨褐壳蛋鸡配套系商品代体重为2 165.8±108.4g，开产日龄为150.5d，300日龄蛋重为58.5g，72周龄入舍母鸡产蛋数为290.0个，饲养日母鸡产蛋数为306.5个。

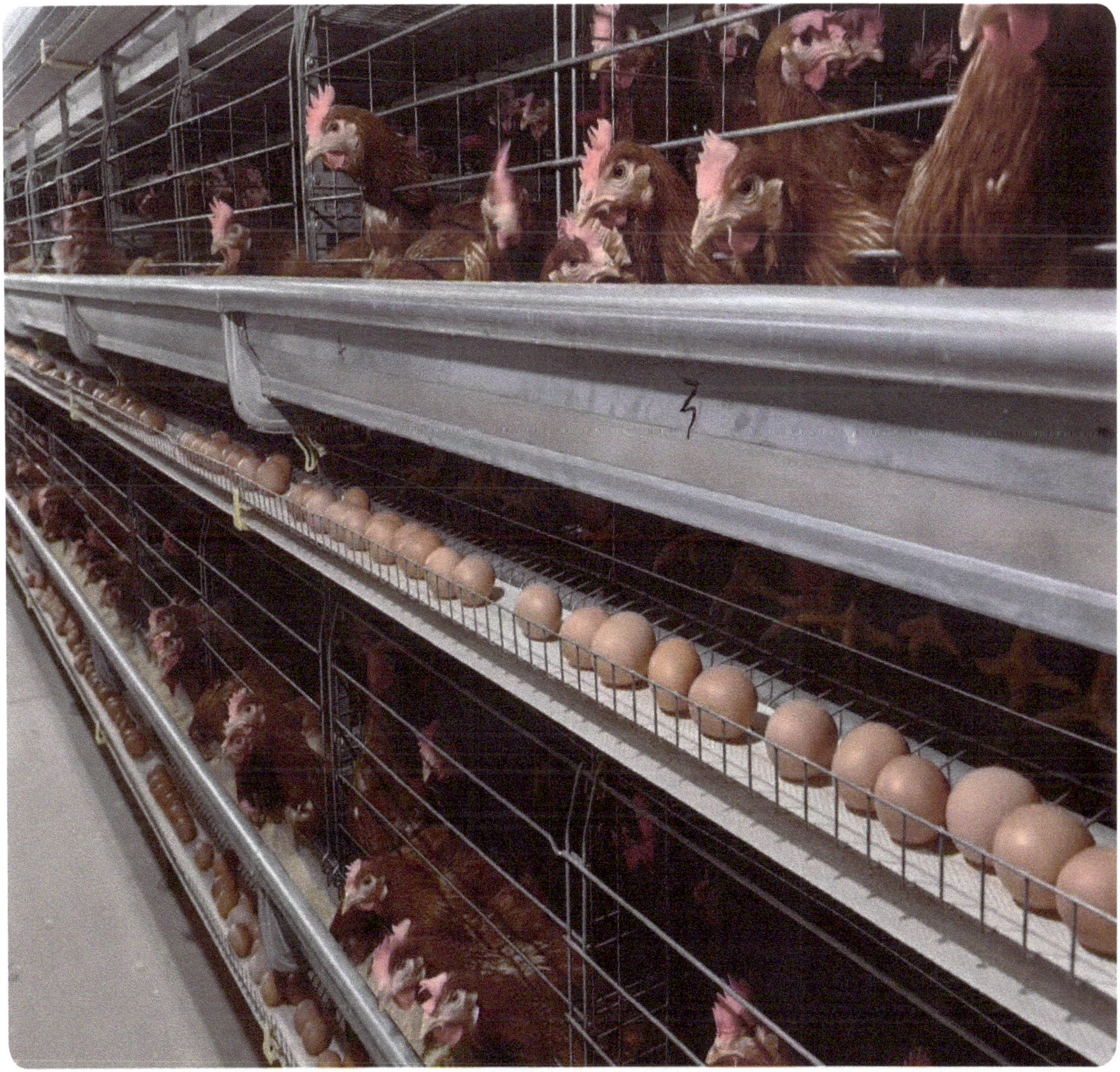

培育品种

新杨白壳蛋鸡

/ Xingyang White-eggshell layer

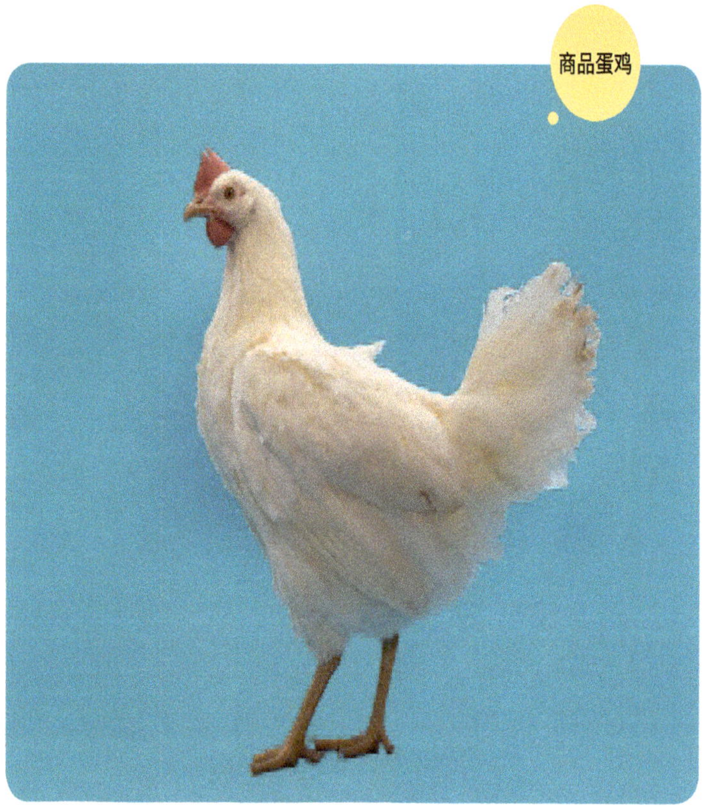

新杨白壳蛋鸡属培育品种，为蛋用型鸡配套系。由上海家禽育种有限公司、中国农业大学和国家家禽工程技术研究中心培育。2010 年通过国家畜禽遗传资源委员会审定，品种证书编号为农 09 新品种证字第 40 号。

新杨白壳蛋鸡商品代雏鸡全身黄色绒毛，可据羽速自别雌雄。成年鸡全身羽毛白色，单冠，皮肤、胫和喙呈黄色，蛋壳颜色为白色。

新杨白壳蛋鸡配套系商品代体重为 1 592.8±42.8g，开产日龄为 149.5d，300 日龄蛋重 59.5g，72 周龄入舍母鸡产蛋数为 299.5 个，饲养日母鸡产蛋数为 310.5 个。

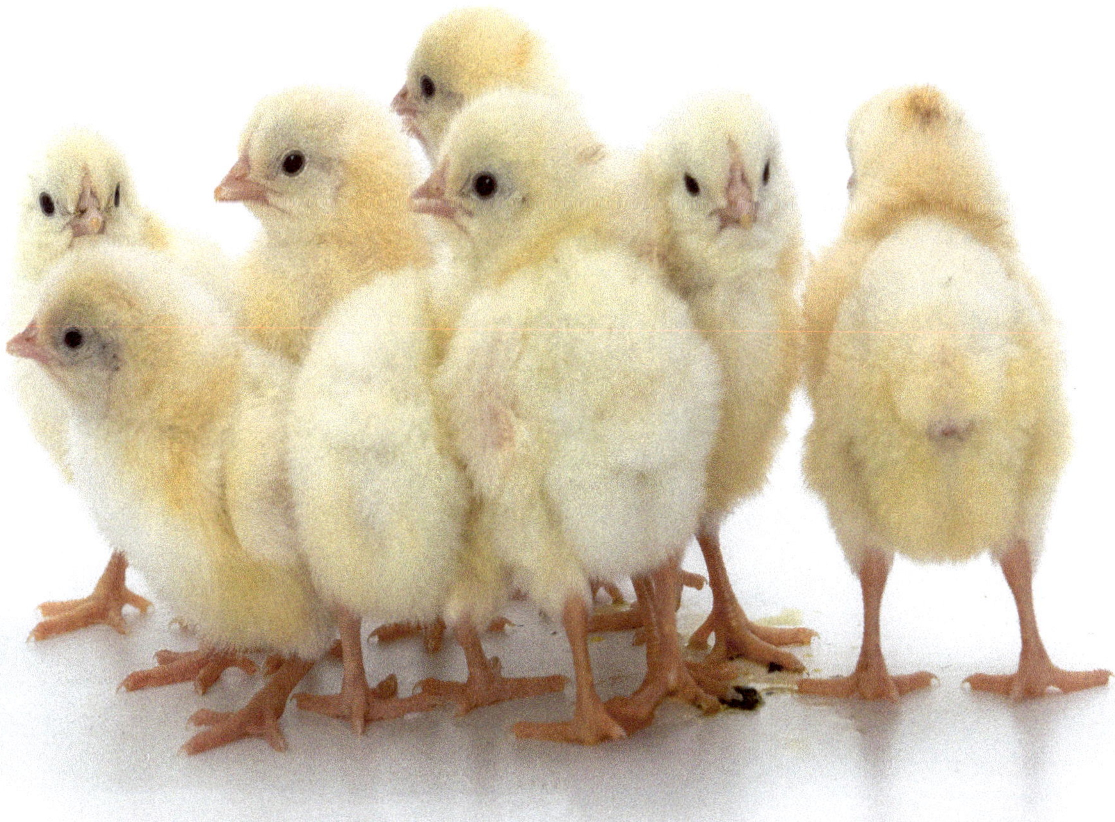

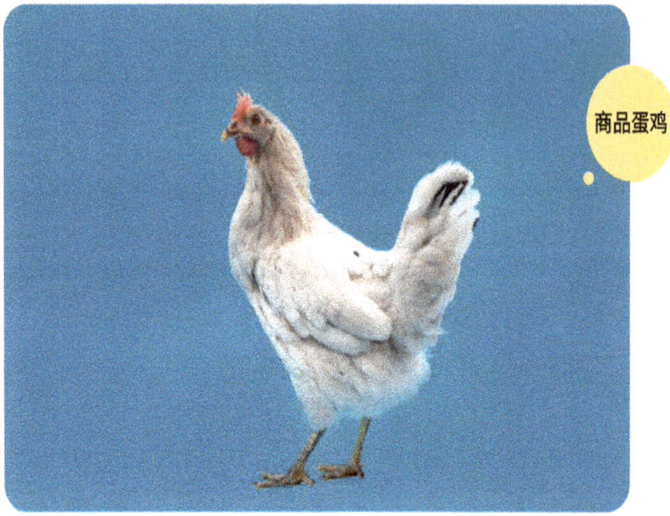

培育品种

新杨绿壳蛋鸡 / Xingyang Green-eggshell layer

新杨绿壳蛋鸡属培育品种，为蛋用型鸡配套系。由上海家禽育种有限公司、中国农业大学和国家家禽工程技术研究中心培育。2010年通过国家畜禽遗传资源委员会审定，品种证书编号为农09新品种证字第41号。

新杨绿壳蛋鸡初生雏全身绒毛为白色，有黑点，可利用快慢羽进行雌雄鉴别。成年鸡全身羽毛为灰白色带有黑斑，单冠，蛋壳颜色为绿色。

新杨绿壳蛋鸡配套系商品代体重为1 561.8±57.3g，开产日龄为149.5d，300日龄蛋重58.0g，72周龄入舍母鸡产蛋数为299个，饲养日母鸡产蛋数为308个。

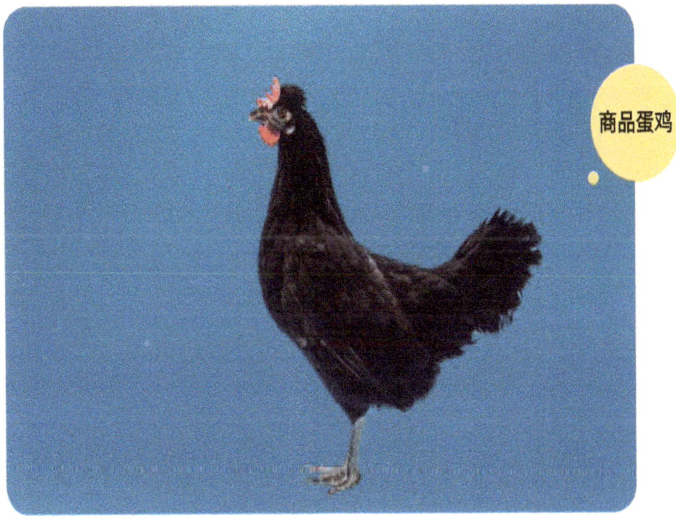

培育品种

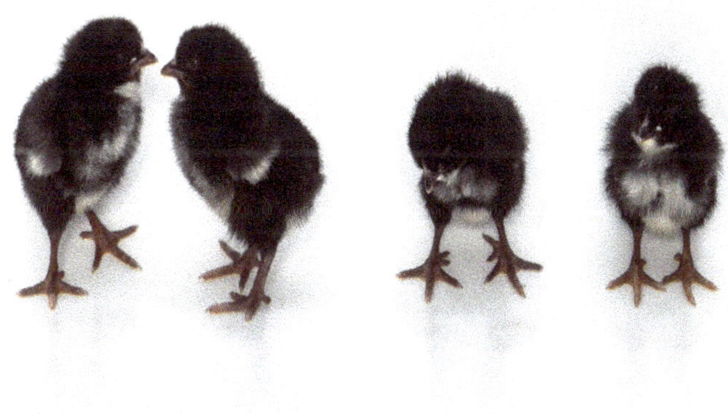

新杨黑羽蛋鸡 / Xingyang Black-feather layer

新杨黑羽蛋鸡属培育品种，为蛋用型鸡配套系。由上海家禽育种有限公司、上海市农业科学院和国家家禽工程技术研究中心培育。2015年通过国家畜禽遗传资源委员会审定，品种证书编号为农09新品种证字第61号。

新杨黑羽蛋鸡配套系商品代雏鸡背部为黑羽，腹部为白色羽毛。可利用快慢羽进行雌雄鉴别。新杨黑羽蛋鸡80%以上的个体具有五趾特性。新杨黑羽蛋鸡成年后主要有3种羽色，分别是全黑、黑黄麻羽和黑白麻羽。

新杨黑羽蛋鸡配套系商品代体重为1 719.0±56.5g，开产日龄为149.5d，300日龄蛋重58.5g，72周龄入舍母鸡产蛋数为289个，饲养日母鸡产蛋数为303个。

上海市畜禽遗传资源

图谱 鸽

鸽属鸟纲，鸽形目，鸠鸽科，鸽属。

上海地区主要饲养的品种：从广东引入的地方品种石岐鸽，引入品种卡奴鸽和欧洲肉鸽。

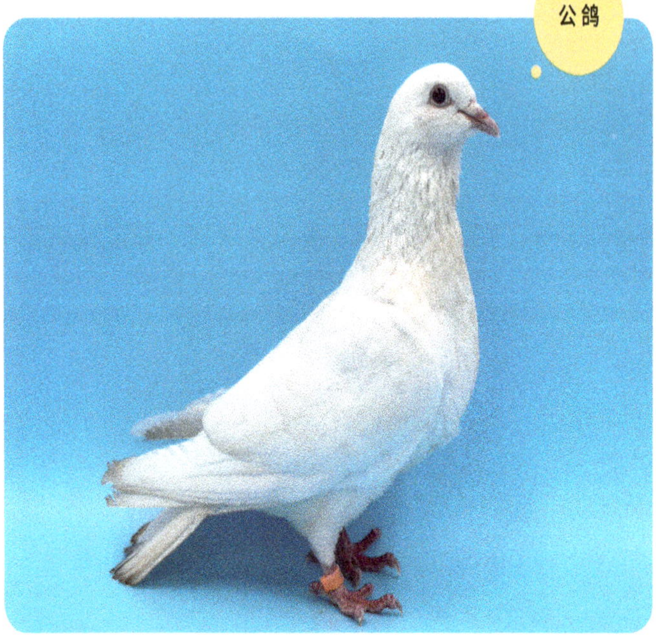

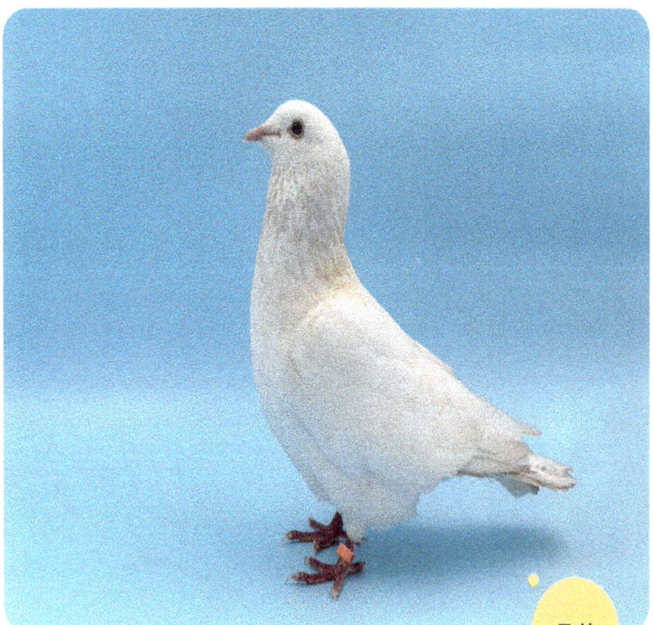

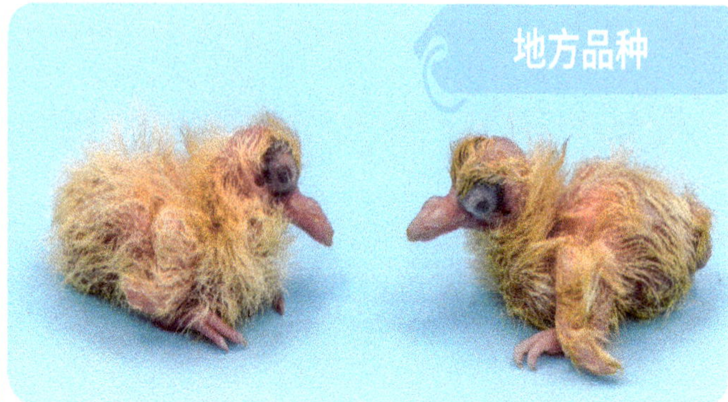

石岐鸽 / Shiqi pigeon

石岐鸽，又称中国石岐鸽、中山石岐鸽，属地方品种，为肉用型鸽。

石岐鸽原产地为广东省中山市石岐区，在上海市崇明区三星镇有分布。

石岐鸽羽色有白色、灰二线色、红色、雨点色、浅黄色等，尤其是白色石岐鸽体型优美、肤色好且生产性能较高，因而目前饲养的以白色石岐鸽为主。体型长，翼及尾部也较长，形状如芭蕉的花蕾。平头光胫，眼睛较细，鼻长嘴尖，鼻瘤和嘴均为粉白色，胸圆，脚红色。

石岐鸽成年公鸽平均体重为648.12g，母鸽平均体重为605.41g。

石岐鸽皮肤浅米黄色，皮下脂肪少，肌肉淡红色，有光泽且富有弹性，肉质鲜嫩多汁，肉味鲜美，带有丁香味。

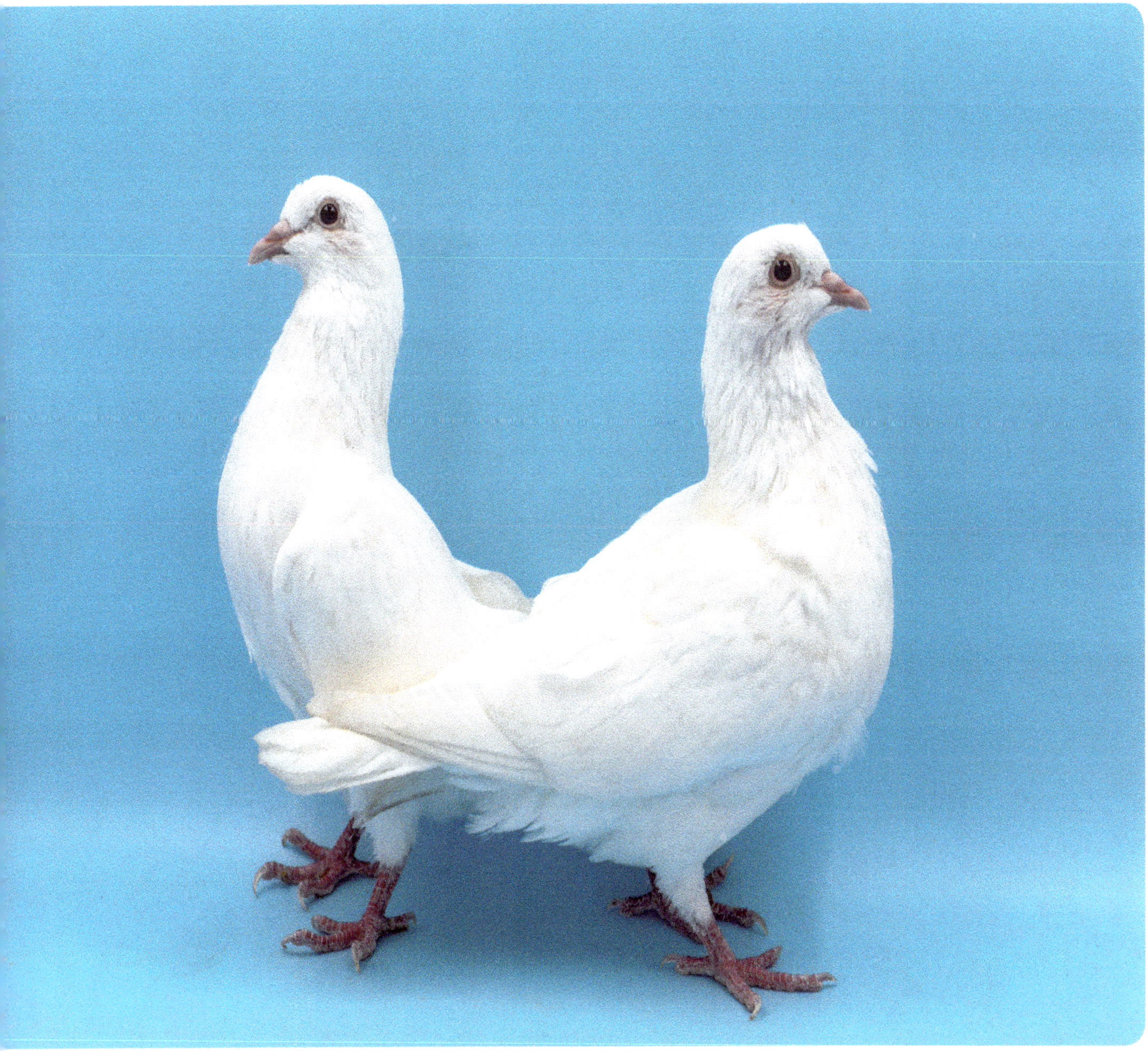

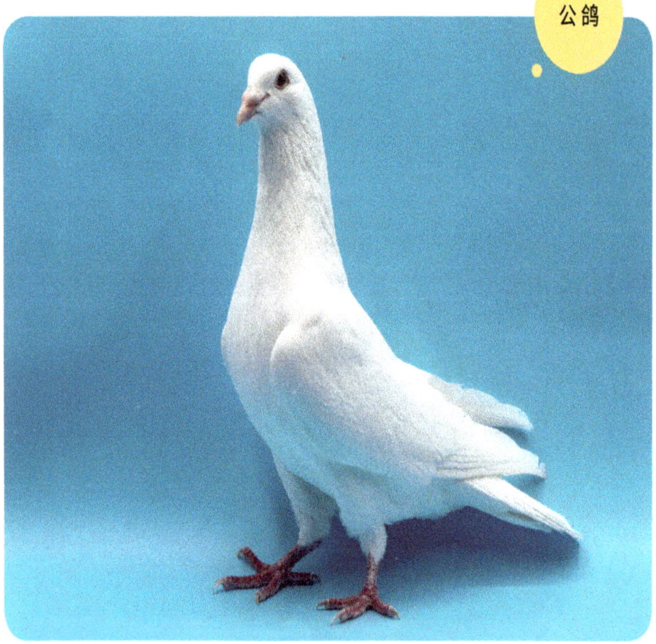

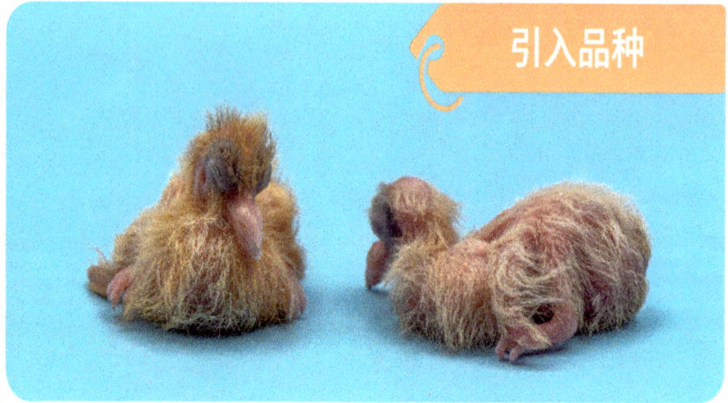

卡奴鸽 / Carneau pigeon

卡奴鸽，又名加奴鸽、赤鸽，属引入品种，为肉用型鸽。

卡奴鸽原产地为法国的北部和比利时的南部，19世纪传入美洲、亚洲各国。

卡奴鸽按照羽色可分为白卡奴、红卡奴和黄卡奴。本次调查的鸽场饲养的均为白卡奴，成年鸽羽毛均为白色，虹膜颜色为深褐色，胫粗壮，体型较大，前额向前突出，头颈较粗，眼睛小而深陷，体躯浑圆，结实雄壮，挺直姿势站立，尾巴下垂接近地面。成鸽肉色红褐色，胫色为紫红色，肤色白黄，鼻瘤体较大。

卡奴鸽18月龄的平均体重为685g。

卡奴鸽体型较大，抗病力强，产量高，能持久生产。在全国各地均有养殖，推广面积较广。

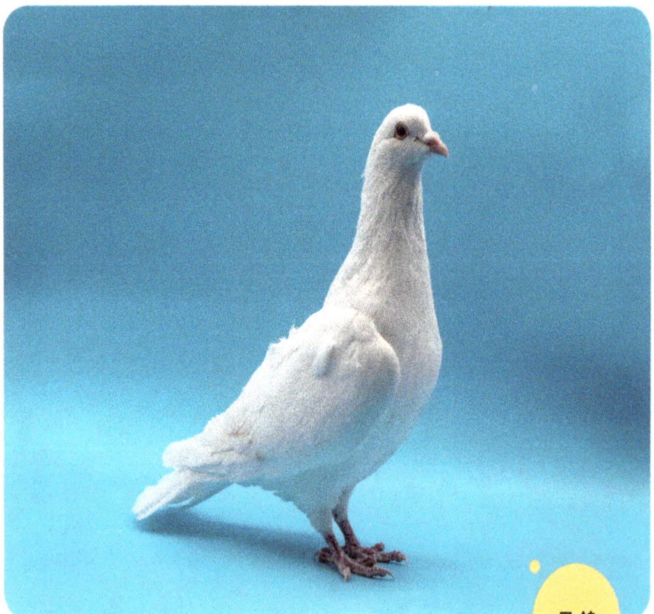

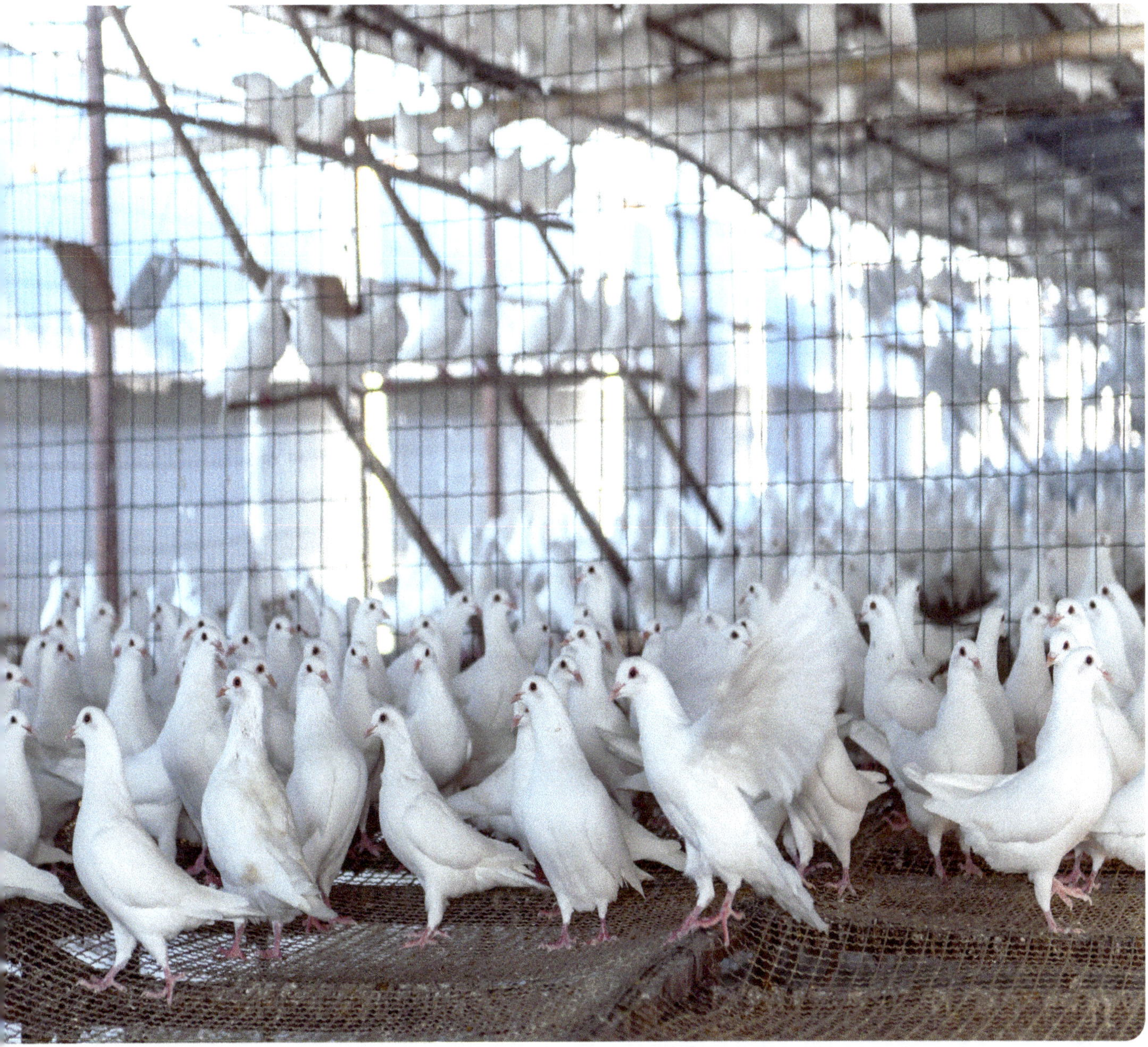

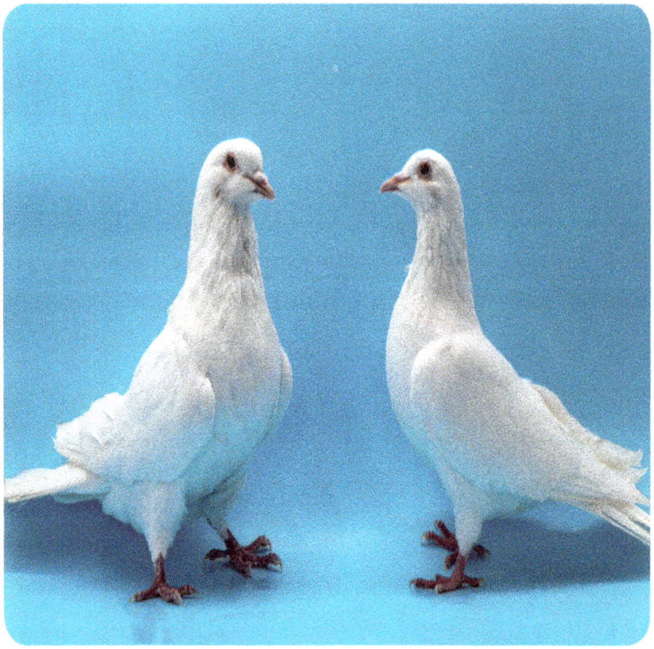

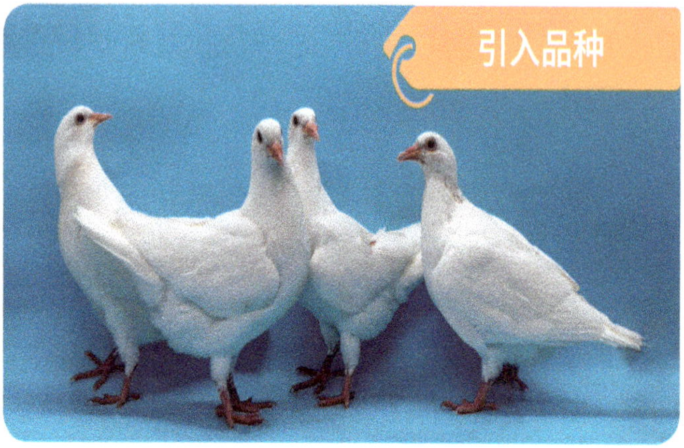

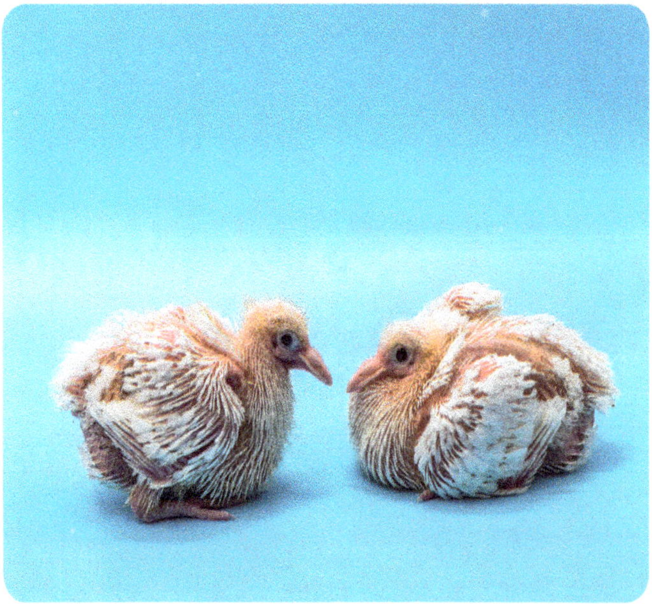

欧洲肉鸽 / European pigeon

欧洲肉鸽属引入品种，为肉用型鸽。

欧洲肉鸽原产国为法国，在长三角、新疆、广东、河南等地均有分布。

欧洲肉鸽配套系分为白米尔蒂斯和花米尔蒂斯，都属于大体型鸽，胸部肌肉特别发达。其中国内主要引进白米尔蒂斯，羽毛颜色为白色，牛眼。

欧洲肉鸽配套系父母代52周龄公鸽平均体重为681.17g，母鸽平均体重为614g。

欧洲肉鸽胸肌发达，也被称为双肌鸽，具有优异肉用和繁殖性能，市场接受度高，推广面积较大。国内育种企业也利用其作为一个育种素材，对其进行闭锁选育后形成新的品系，培育国内的配套系。

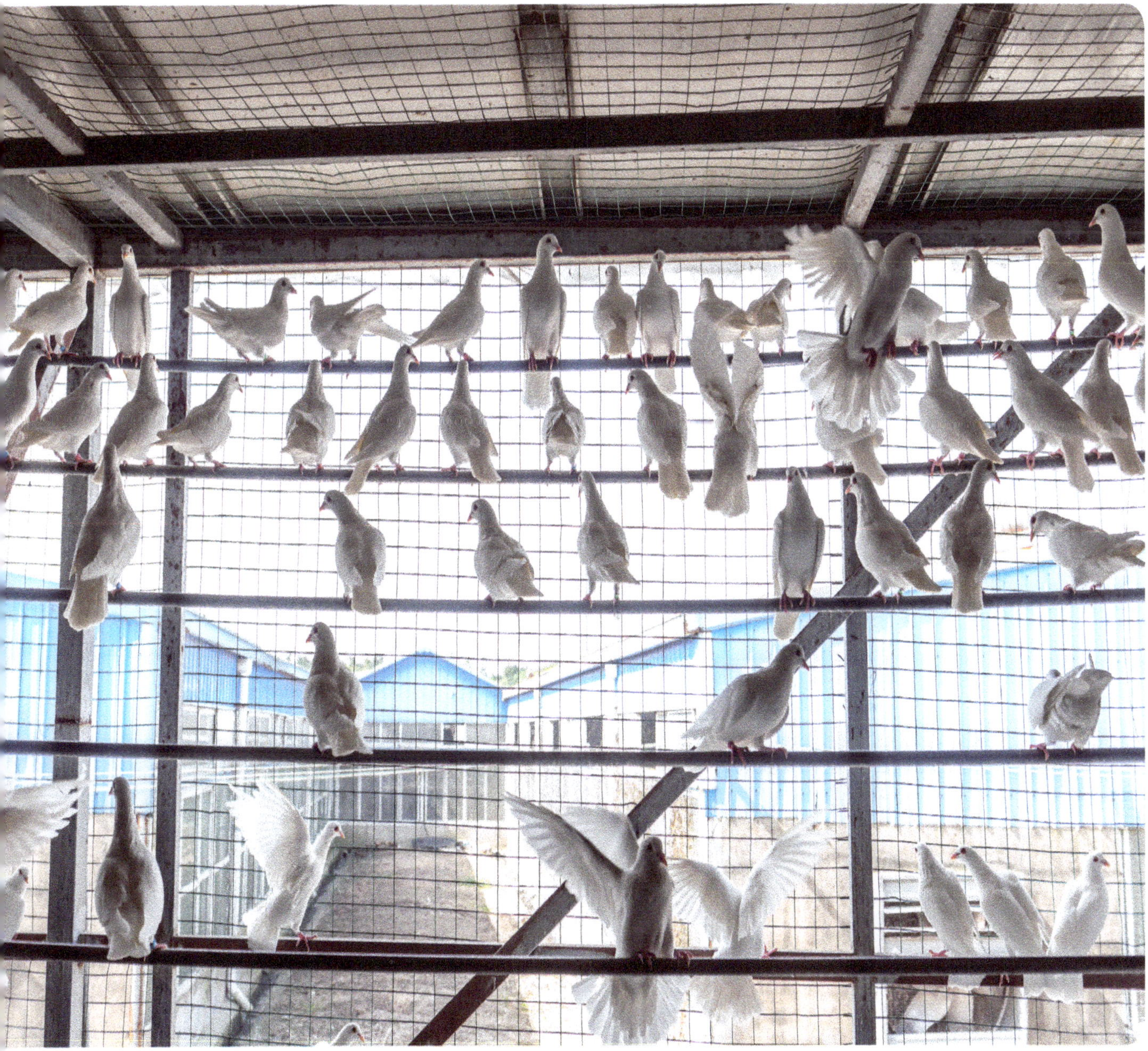

上海市畜禽遗传资源

图谱 雉鸡

雉鸡属鸟纲，鸡形目，雉科，雉属。

上海地区主要饲养的品种：培育品种为肉蛋兼用型的申鸿七彩雉，引入品种为肉用型的美国七彩山鸡。

培育品种

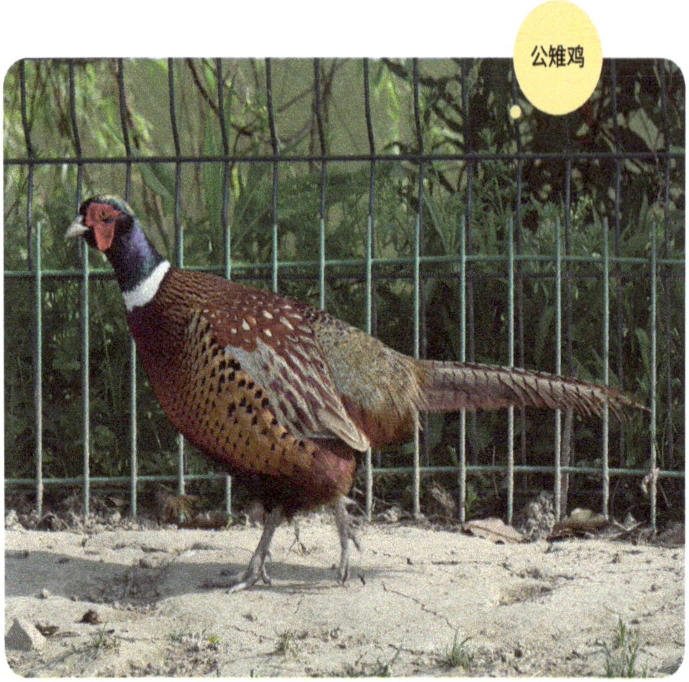

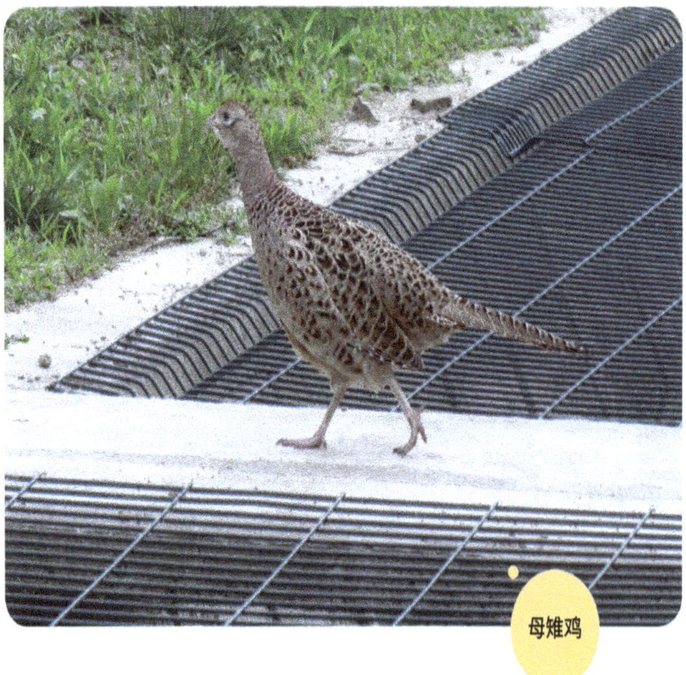

申鸿七彩雉 / Shenhong pheasant

申鸿七彩雉属培育品种，为肉蛋兼用型雉鸡。由上海欣灏珍禽育种有限公司、中国农业科学院特产研究所和上海市动物疫病预防控制中心等单位培育，2019年通过国家畜禽遗传资源委员会审定，品种证书编号为农17新品种证字第11号。

申鸿七彩雉成年公雉鸡眼周和脸颊裸区鲜红，羽毛鲜艳呈七彩色，颈基部有白色颈环，尾羽长，胫灰褐色，有短距。成年母雉鸡羽色为麻栗色，尾羽长。雏雉鸡全身绒羽棕黄色，有三条黑色或棕色背线。蛋壳颜色为橄榄色。

申鸿七彩雉38周龄体重为公雉鸡1 419±144g、母雉鸡1 319±180g，开产日龄为207.6±9.6d，38周龄蛋重30.7±1.4g，56周龄入舍母雉鸡产蛋数为127.2±32.4个，饲养日母雉鸡产蛋数为132.9±18.4个。

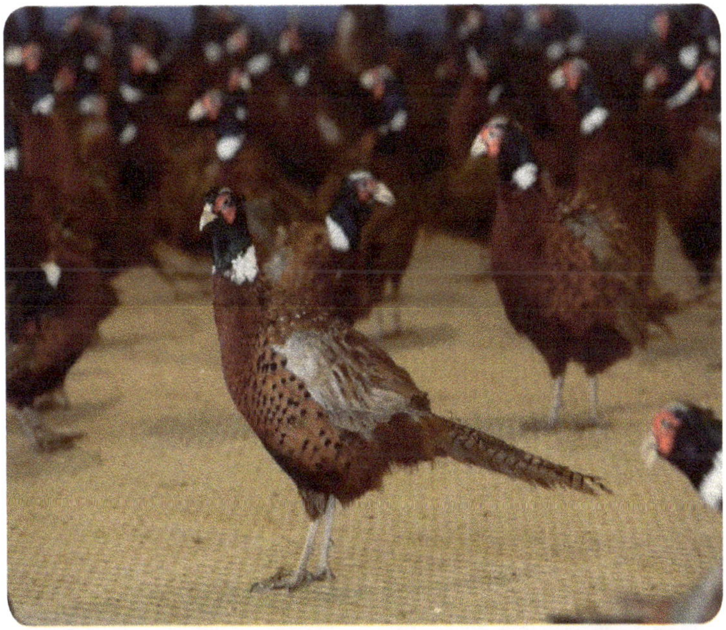

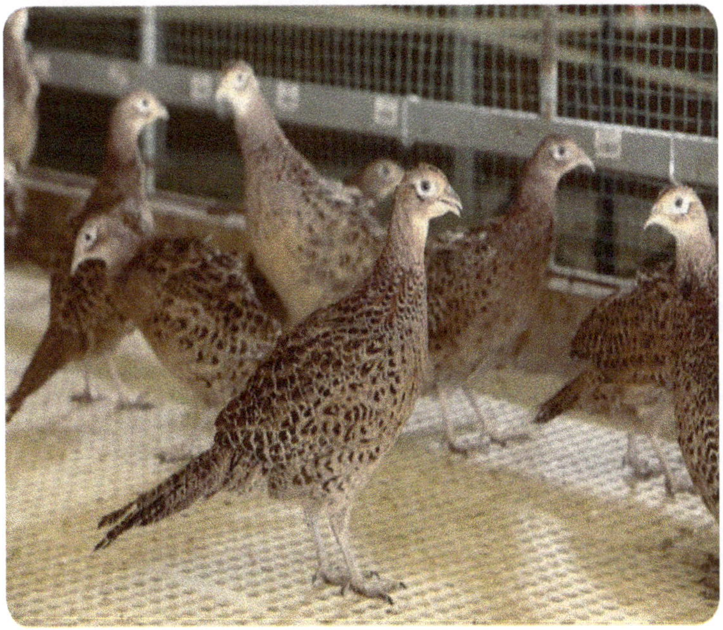

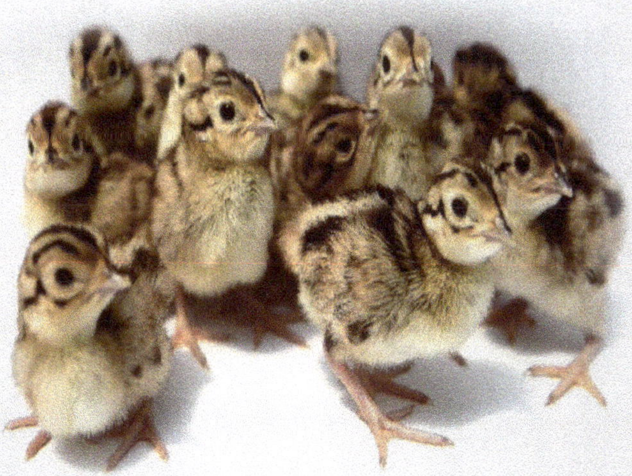

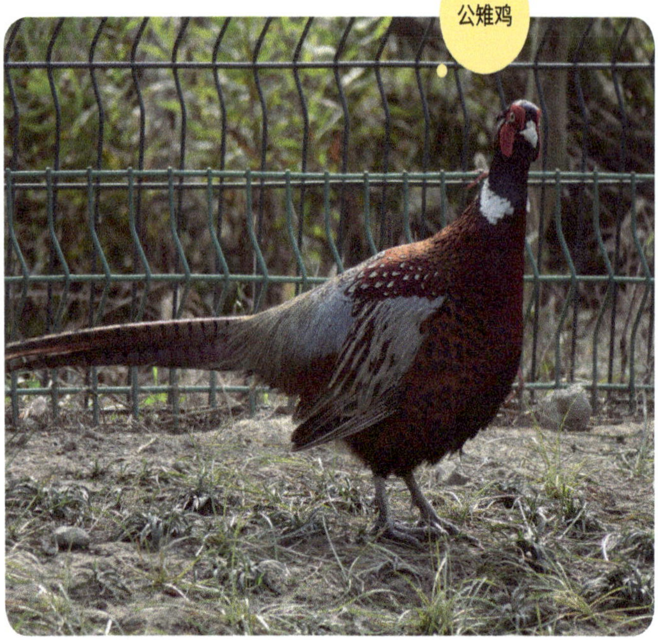

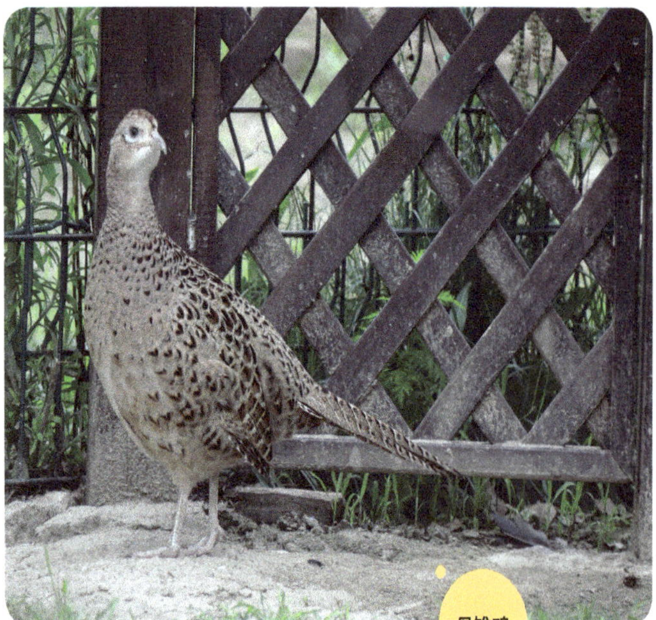

引入品种

美国七彩山鸡 / American pheasant

美国七彩山鸡属引入品种，体型较大，为肉用型雉鸡。

美国七彩山鸡原产地为美国的威斯康星、明尼苏达、伊利诺伊等州。在我国主要分布于华南、华东、华北和西北大部分省、直辖市、自治区，上海市主要分布在奉贤区。

美国七彩山鸡公雉鸡两眼上方头顶两侧各有一白色美纹，虹膜呈红栗色。羽毛鲜艳呈七彩色，颈有白色羽毛形成的颈环。母雉鸡颈部为浅栗色羽毛，后颈羽基为栗色，羽缘黑色，胸羽呈沙黄色。雏雉鸡全身覆盖绒羽，呈棕黄色，有黑色或棕色背线。

美国七彩山鸡38周龄体重为公雉鸡1 494±181g、母雉鸡1 334±126g。18周龄屠宰率为公雉鸡90.95%±1.53%、母雉鸡91.18%±1.53%。开产日龄为212d，56周龄饲养日母雉鸡产蛋数为119个。

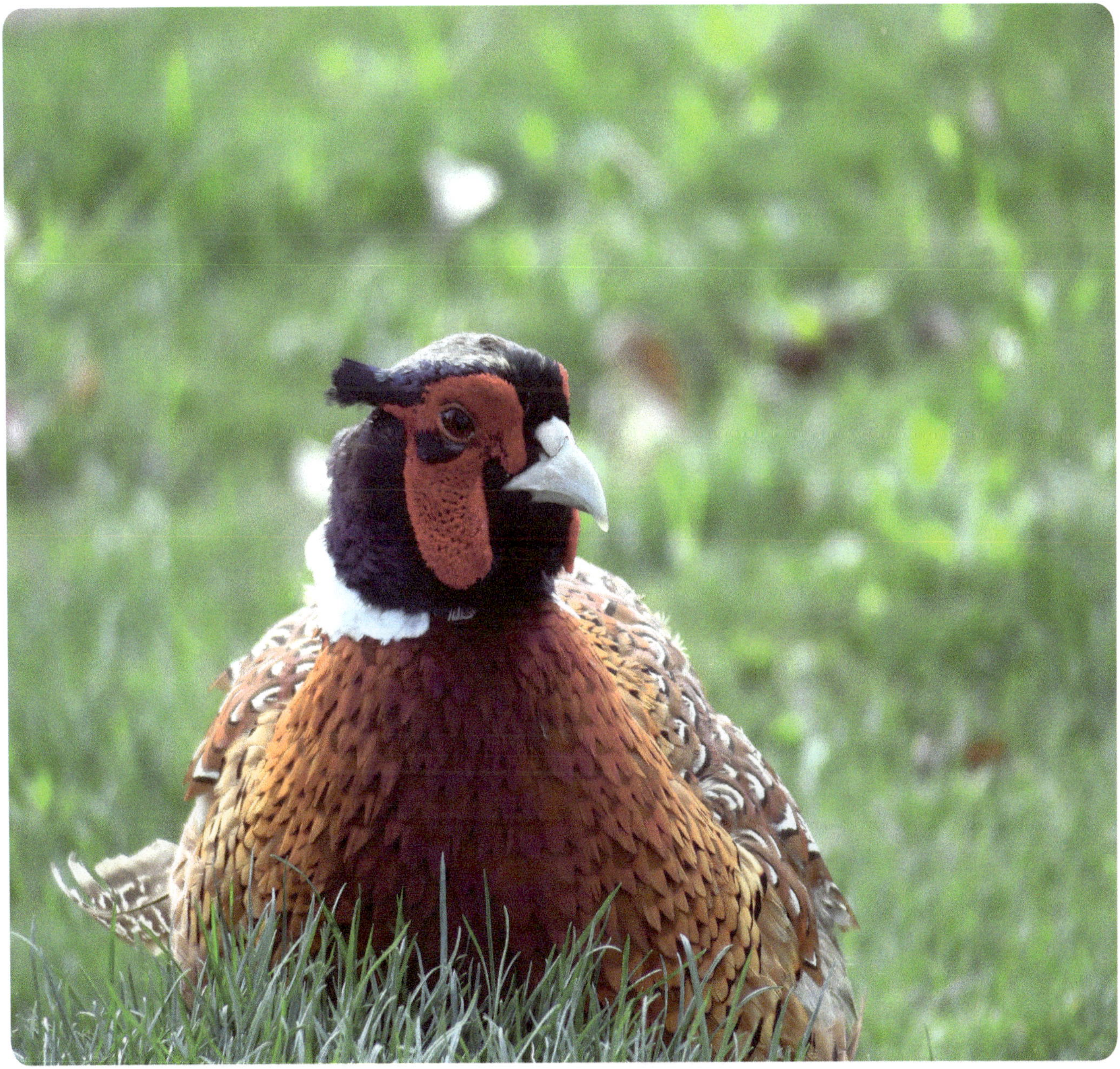

上海市畜禽遗传资源

图谱

梅花鹿

梅花鹿属哺乳纲，偶蹄目，鹿科，鹿属。

上海地区主要饲养的品种：培育品种双阳梅花鹿。

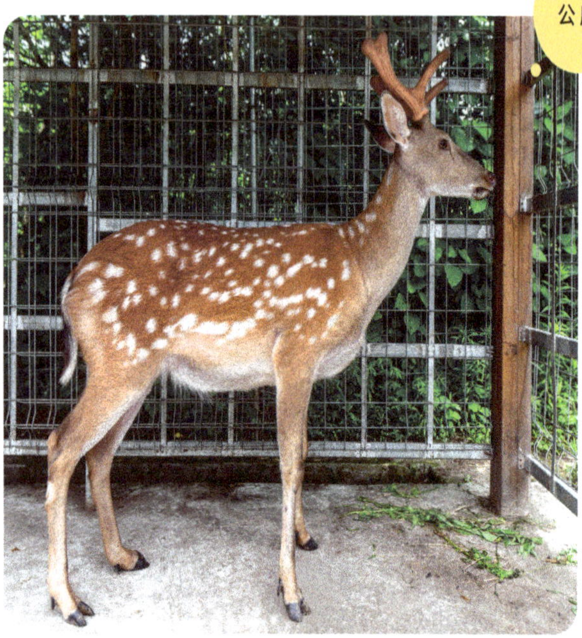

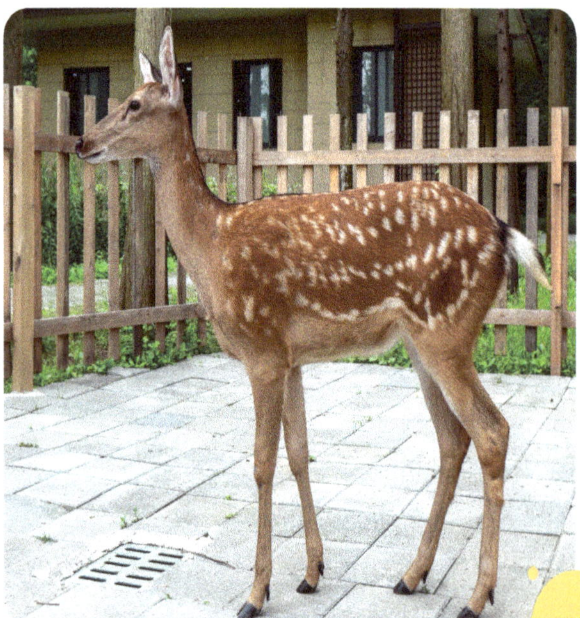

培育品种

双阳梅花鹿 / Shuangyang Sika deer

双阳梅花鹿属培育品种，为茸用型鹿。

双阳梅花鹿原产地为吉林，华北、华中、华南、海南及东南沿海地区均有分布，上海市主要分布在崇明区。

双阳梅花鹿体型中等，胸宽深，腹围较大，背线较浅，腰背平直，肌肉结实。耳较大且直立灵活，眼大，鼻梁平直。公鹿有鹿角，呈树枝状向上向外伸展。毛色较深，呈棕黄色或棕红色。四肢略短且强健直立，尾巴较短。

双阳梅花鹿成年公鹿体重为134~141kg，成年母鹿体重为72~83kg。

双阳梅花鹿是在吉林梅花鹿双阳（类）型基础上培育的第一个梅花鹿新品种，茸产量高，早熟，适应性强，种用价值和经济价值较高。

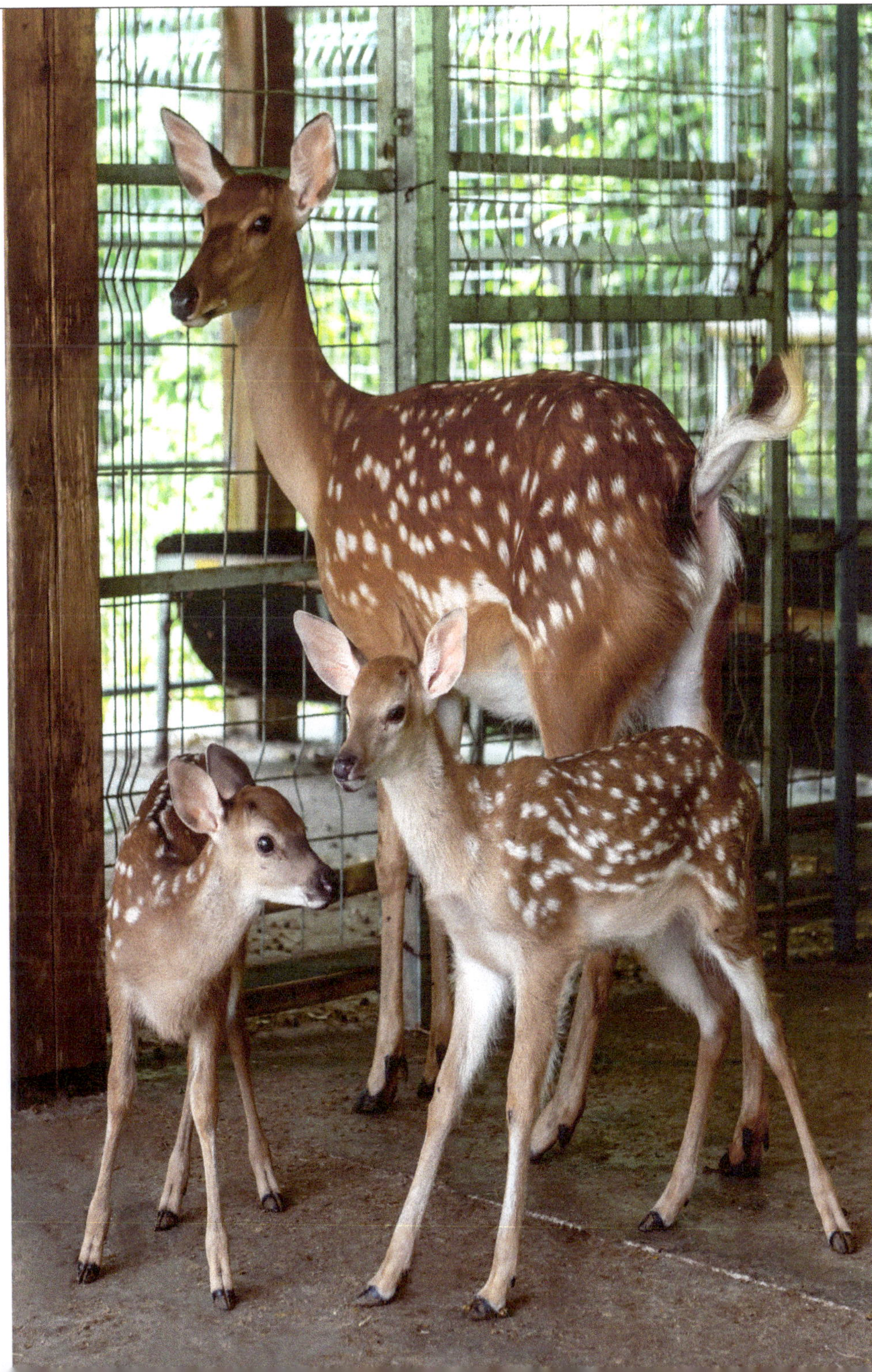

上海市畜禽遗传资源

图谱 蜂

蜜蜂属昆虫纲，膜翅目，细腰亚目，针尾部，蜜蜂总科，蜜蜂科，蜜蜂亚科，蜜蜂属；熊蜂属昆虫纲，膜翅目，细腰亚目，针尾部，蜜蜂总科，蜜蜂科，蜜蜂亚科，熊蜂属。

上海地区主要饲养的蜂品种：地方品种华南中蜂和引入品种意大利蜂，蜜蜂具有产蜜和授粉的用途；引入品种地熊蜂（是熊蜂的一种），是许多植物理想的授粉者。

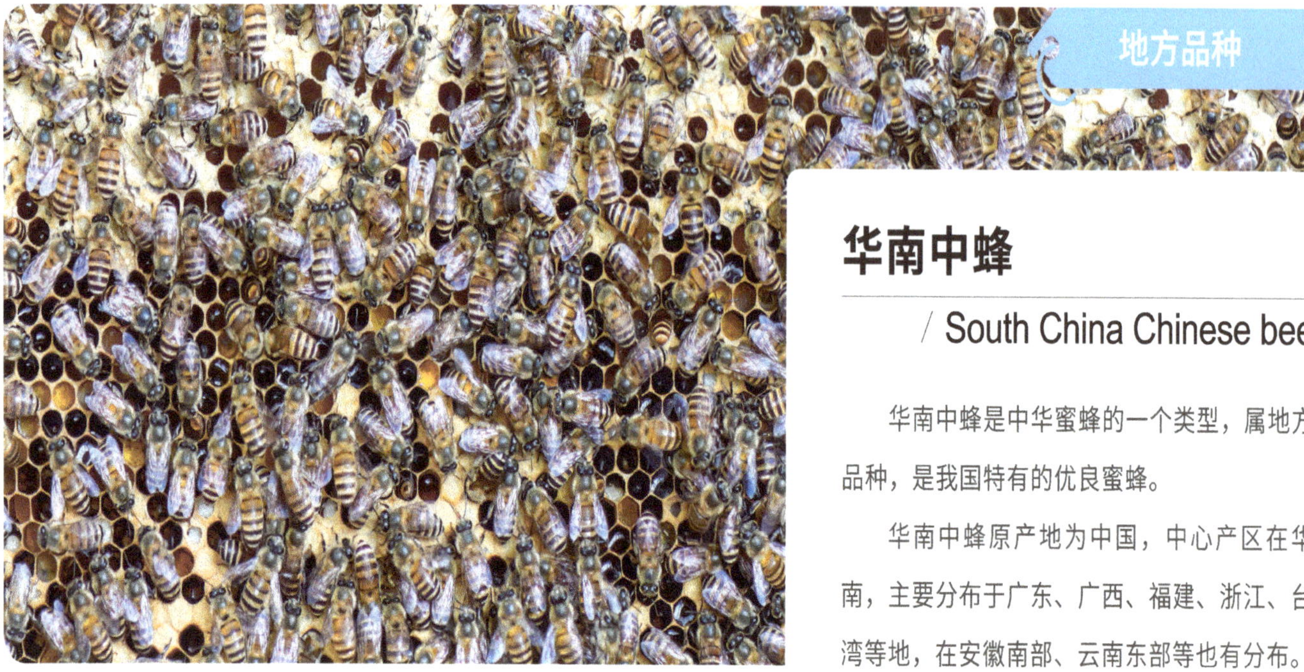

地方品种

华南中蜂

/ South China Chinese bee

华南中蜂是中华蜜蜂的一个类型，属地方品种，是我国特有的优良蜜蜂。

华南中蜂原产地为中国，中心产区在华南，主要分布于广东、广西、福建、浙江、台湾等地，在安徽南部、云南东部等也有分布。上海主要分布在闵行区、青浦区等。

华南中蜂体型一般比北方中蜂要小。蜂王基本呈黑灰色，腹节有灰黄色环带。雄蜂呈黑色。工蜂为黄黑相间。

华南中蜂平均喙长约5mm，平均前翅长约8.3mm，前翅宽约2.9mm，3+4腹节背板总长4mm，肘脉指数为3.58。

华南中蜂春繁快，适应上海梅雨季节蜜粉源，趋光性一般，可开发用于草莓授粉的蜜蜂。野性足，易逃飞。

蜂王

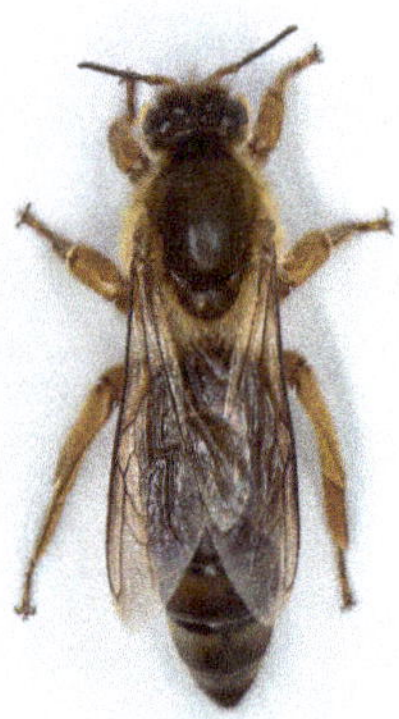

雄蜂

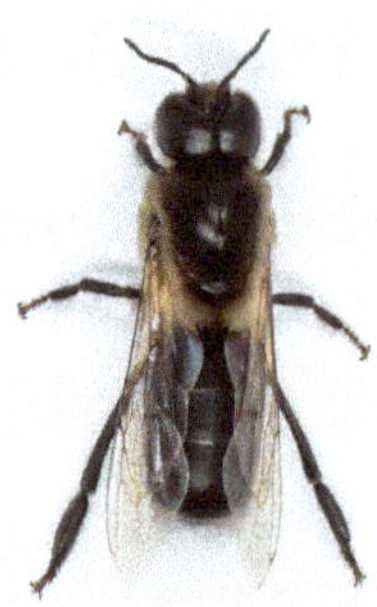

工蜂

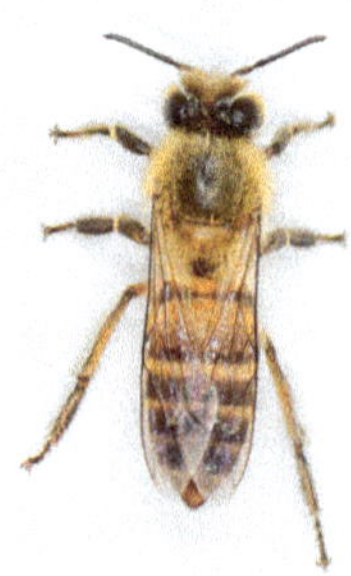

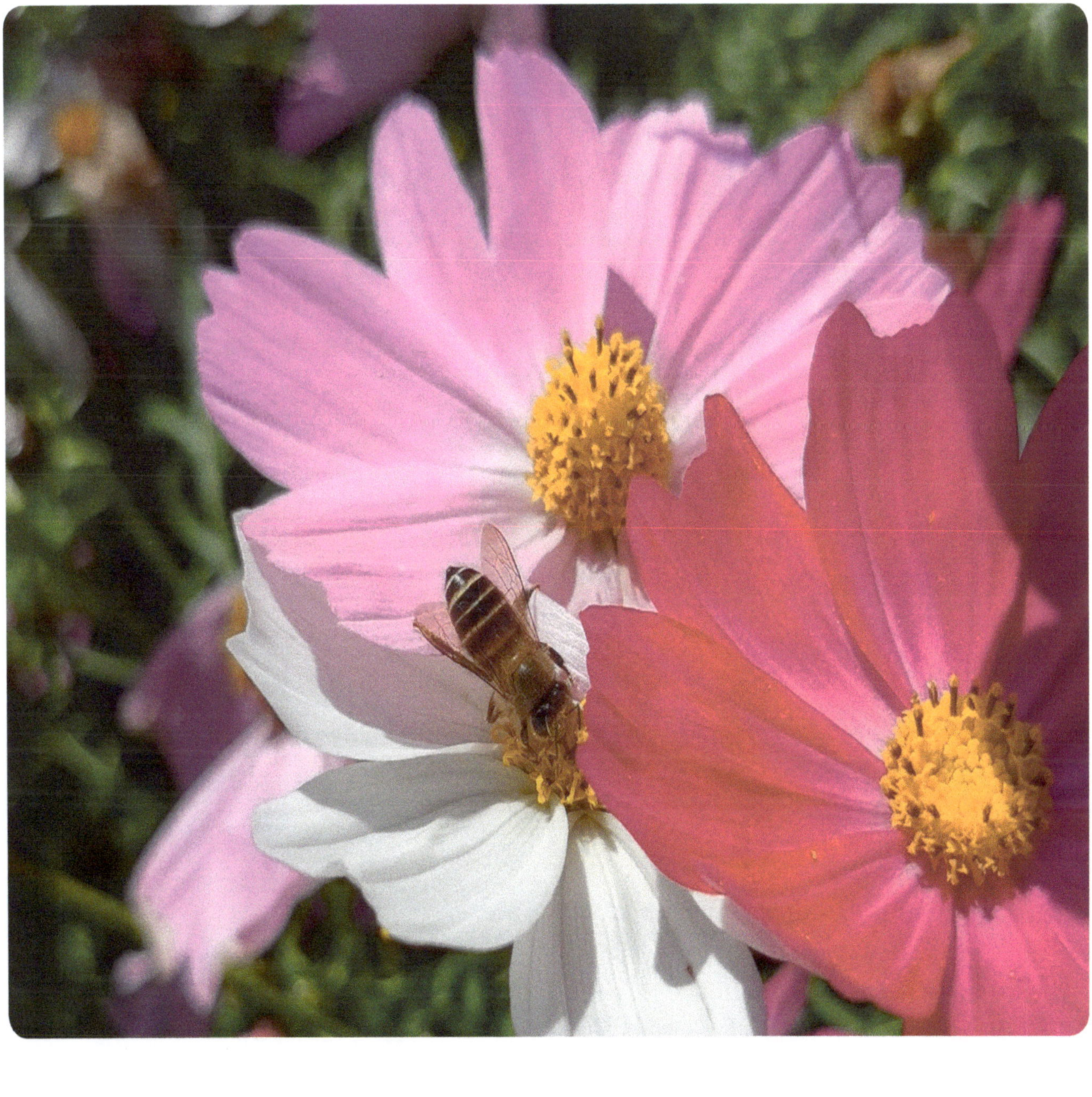

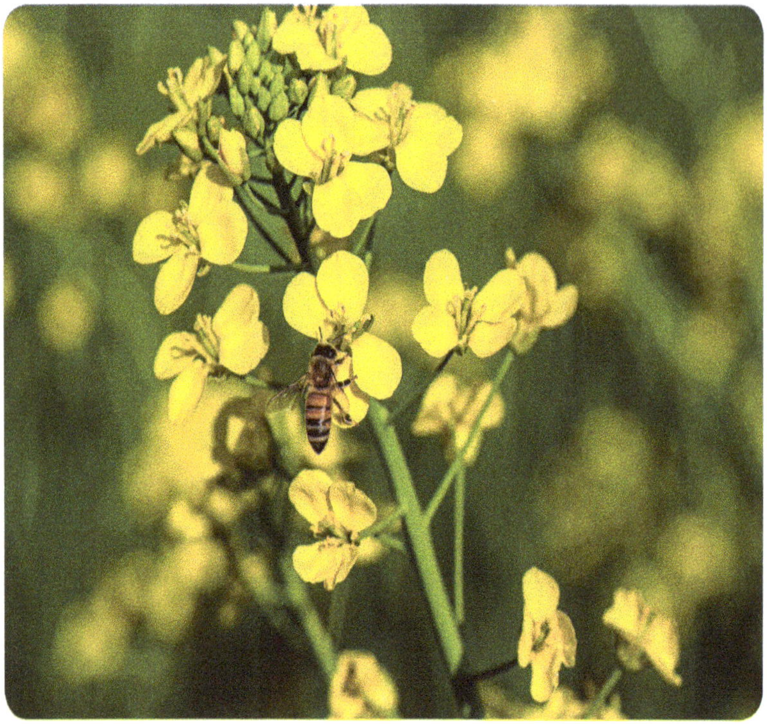

引入品种

意大利蜂 / Italian bee

意大利蜂简称意蜂，属引入品种，是蜂蜜、王浆兼产型蜂。

意大利蜂原产于意大利，广泛分布在我国长江下游、华北、西北和东北地区。

意大利蜂属黄色蜂种，个体比欧洲黑蜂略小。蜂王第6腹节背板通常为棕褐色。雄蜂腹节背板为黄色，具黑斑或黑色环带。工蜂第4腹节背板后缘通常具黑色环带，第5~6腹节背板为黑色。

意大利蜂工蜂的喙较长，平均为6.5mm；腹部第4背板绒毛带宽度中等，平均为0.9mm；腹部第5背板覆毛短，平均为0.3mm；肘脉指数中等，平均为2.3。

意大利蜂性情温顺，既可生产蜂蜜、王浆、蜂胶、花粉、蜂蜡和蜂毒等，又可为作物、果树、蔬菜等授粉。

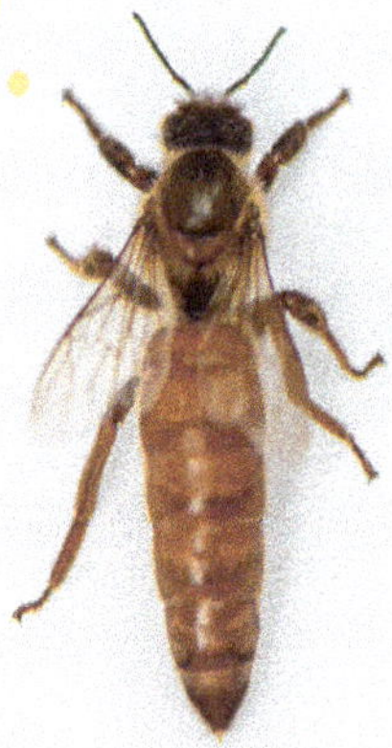
蜂王

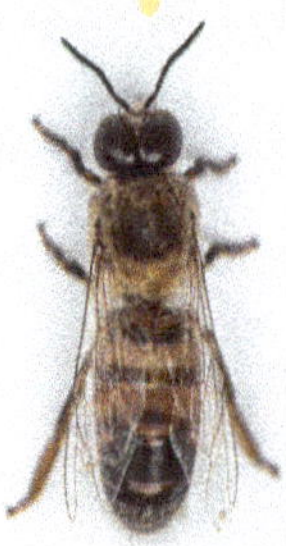
雄蜂

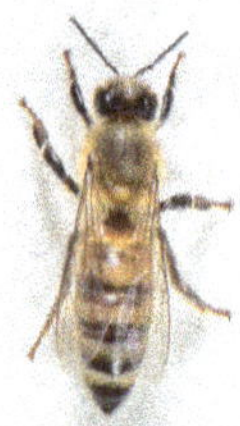
工蜂

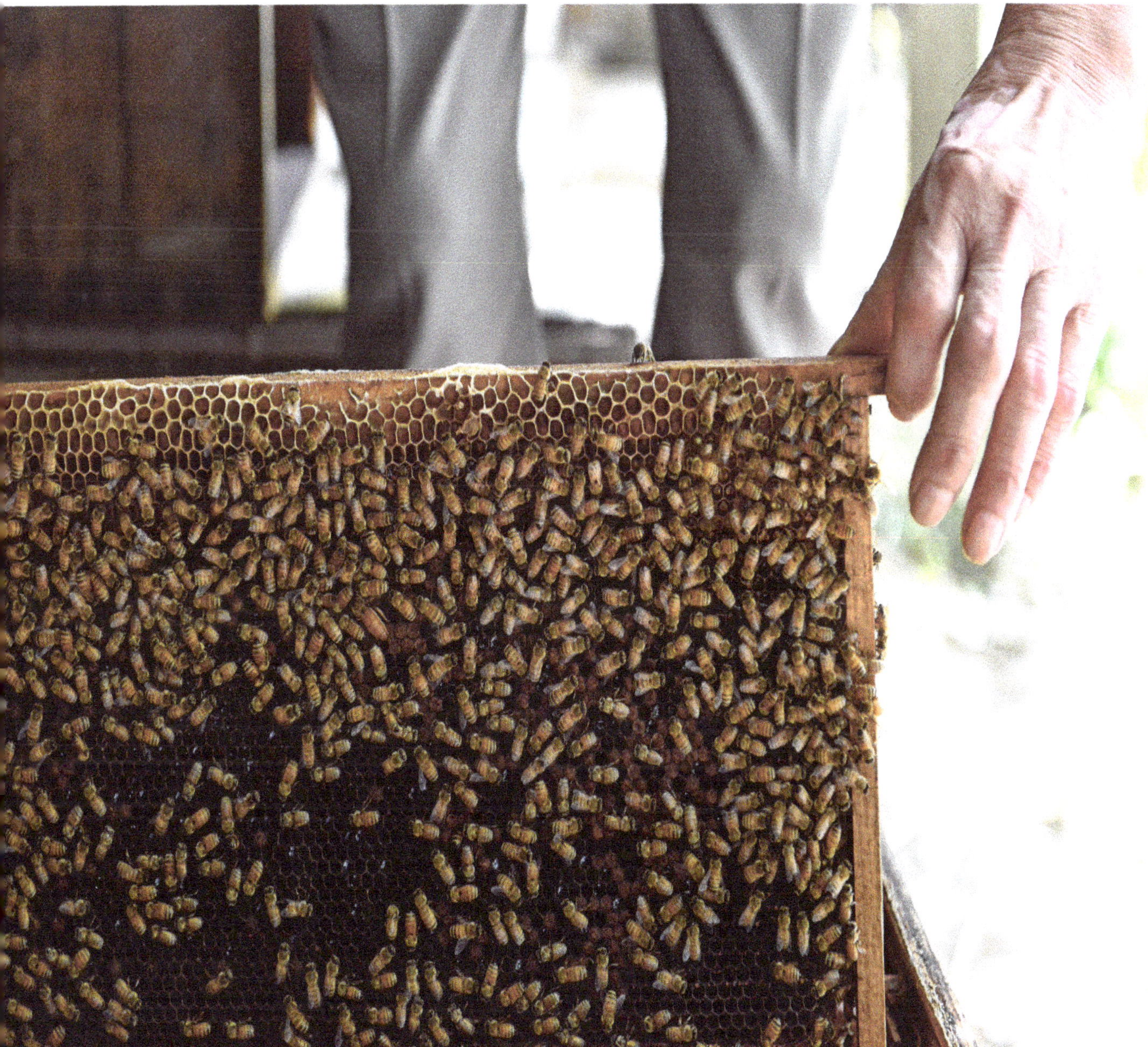

引入品种

熊蜂 / Bumble bee

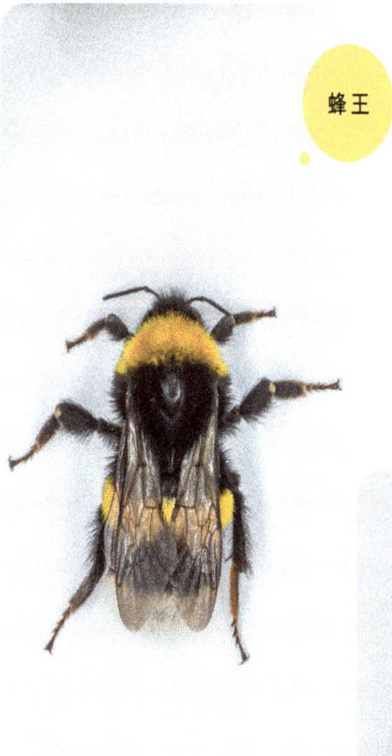

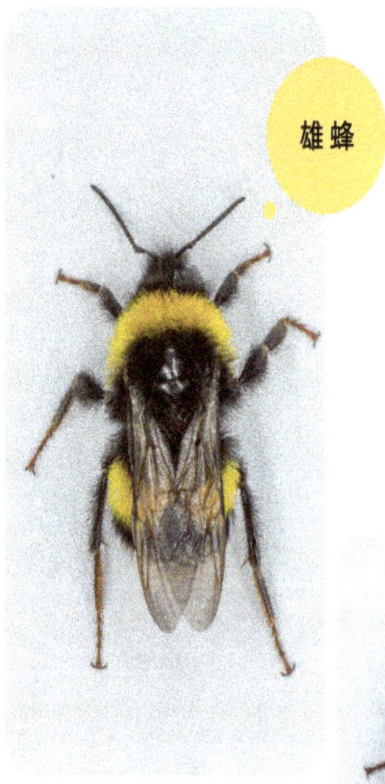

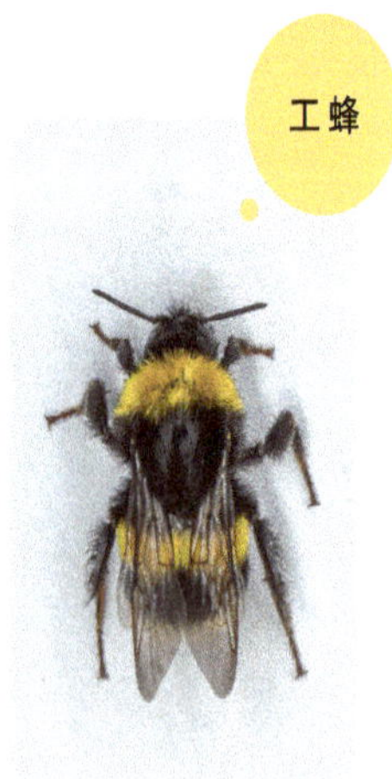

熊蜂属熊蜂属，该属昆虫统称熊蜂，是一种重要的授粉昆虫，全世界已知有300余种。地熊蜂（Bombus terrestris）是熊蜂的一种，又称为短舌熊蜂或欧洲熊蜂。

地熊蜂原产于欧洲大陆。1998年，中国农业科学院养蜂所倡导并联合上海浦东新区孙桥农业开发区首次从荷兰引进地熊蜂，开启了我国对熊蜂工厂化繁育、生物学和授粉的研究，从而促进了熊蜂在中国农业中的应用和推广。现上海市青浦区有专业的公司进行熊蜂的人工周年繁育。

熊蜂蜂王及工蜂头部黑色，胸部前端小部分橘黄色，其余大部分为黑色，腹部从前向后毛色依次为黑色、橘黄色、黑色、灰白色。雄性体色特征与雌性相似。

熊蜂具有传粉性能好、耐粗饲、寿命长等特点，因此被推广应用于世界各地。

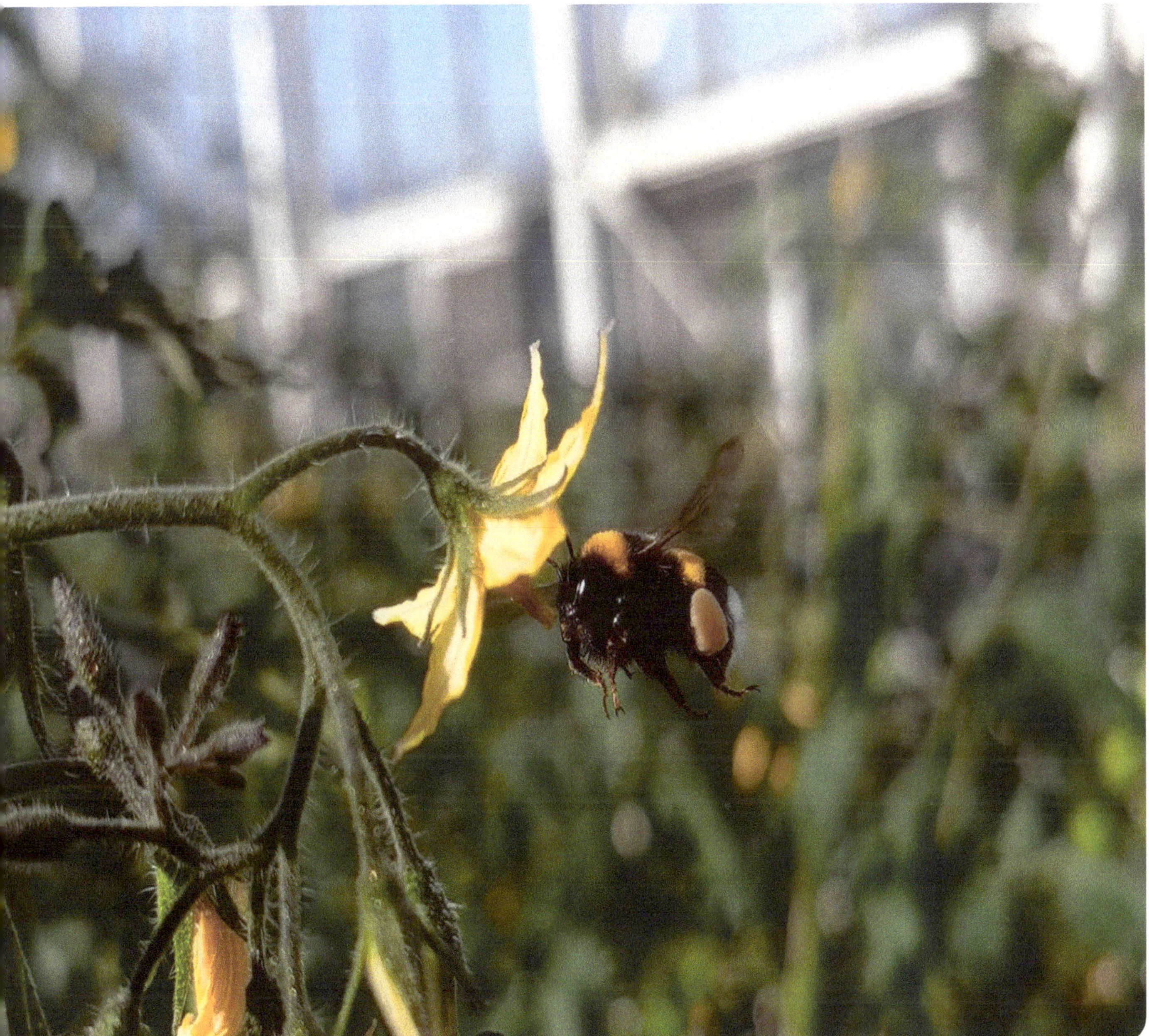

www.ingramcontent.com/pod-product-compliance
Lightning Source LLC
Chambersburg PA
CBHW041757220926
51847CB00014B/233
* 9 7 8 7 5 4 7 8 6 8 6 5 2 *